「老けない体」は骨で決まる

山田豊文

青春新書
INTELLIGENCE

JN284246

はじめに――100歳まで歩ける体になる食べ方

「センテナリアン（Centenarian）」という言葉を聞いたことがあるだろうか。これは、100年を意味する英語のCenturyから転じたもので、100歳以上の人、百寿者などと訳される。

2011年の日本人の平均寿命は男性79・4歳（世界8位）、女性85・9歳（世界2位）で、世界的に見れば日本はかなりの長寿国といえる。実際、100歳以上の「百寿者」は今年5万人を超えた。

しかし、単に長く生きればいいというわけではない。持病があったり、寝たきりの状態では、日常生活にも支障をきたす。食べたい物を食べ、行きたいところに行ける、という「健康長寿」が理想だろう。

しかし残念なことに、「健康長寿」について考えるとき、ほとんどの人は脳や血管、内臓などにばかり意識がいきがちだ。もちろんそれらも大切なのだが、私は骨や筋肉、関節といった運動器、中でも骨にも意識を向けることが、健康長寿の秘訣だと考えている。

人間を含めたすべての動物にとって、もっとも大切なのは「骨が健康であること」だといっていいだろう。生物の細胞に組み込まれた遺伝子は、骨の健康を最優先する。それは、この後お話しするように、私たちが思っている以上に、そして極めて重要な、さまざまな役割を骨が持っているからに他ならない。

それゆえ、骨にイレギュラーな負荷がかかったり、何らかのアクシデントに見舞われたりしない限り、それぞれの動物に天から与えられた寿命の中で「骨が壊れる」という事態など、本来であれば起こりえないのだ。

ただしそれは、骨が健康であるために大切な法則が守られているときにいえることであって、私たち現代人と、その現代人に飼われているペットなどは、残念ながらこれに該当しない。それだけ、現代社会は大切な法則を無残に切り裂くような「負荷」や「アクシデント」に満ちあふれているということだ。まずはその事実を心に留めておいてほしい。

骨から健康長寿を考えてほしい理由は2つある。

ひとつは、体を支える骨格としての役割を担っているためだ。老化に伴う骨の病気として骨粗鬆症《こつそしょうしょう》が知られているが、骨が脆《もろ》くなることにより骨折してしまうと、歩行困難や寝たきりになる可能性がある。

もうひとつは、骨に蓄えられているカルシウムなどのミネラルが、体のあらゆる部分で生命活動のカギを握っているからだ。本書の中で詳しく述べるが、このミネラルが正常に働かないと、さまざまな病気や不調を引き起こす。

骨の健康は、全身の健康とも深くかかわっているのだ。


骨の栄養というと、とにかくカルシウムさえとればいいと思われがちだが、私はカルシウムほど誤解が多い栄養素はないと思っている。確かにカルシウムは大切な栄養素だが、ポイントをおさえないと、かえって体の不調を招くことがあるのだ。

今の日本の栄養学は、食材に含まれる栄養素の量や働きばかりに目を向け、「これを食べれば健康にいい」と説明する。体内に入った後、どのように消化・吸収・利用されるのかという点までは、ほとんど考慮されていない。また、いくら体にいいからといって、ひとつの栄養素に偏って摂取していると、むしろ健康を害することさえある。

一方で、私が唱える栄養学は、細胞レベルから健康を考えている。私はこれまで、プロ野球選手をはじめ、プロゴルファー、プロレスラー、力士といった多くのトップアスリートたちにコンディショニングのアドバイスをおこなってきたが、通常の何倍も体に負荷がかかるアスリートでも、まずは体内にある60兆個の細胞一つひとつの機能を維持増進していくことが基本だ。この細胞レベルの栄養アプローチにより、骨や筋肉、関節はもちろん、脳や血管、内臓の健康までも保つことができるのである。

彼らが身をもって実証してきたこの理論は、今では芸能人や政治家をはじめ、多くの人に支持されている。

本書ではその集大成として、「骨から若返る食べ方」をまとめた。健康な百寿者になるためのヒントとなれば幸いである。

「老けない体」は骨で決まる　目次

はじめに――100歳まで歩ける体になる食べ方　3

第1章

健康長寿の新常識

骨が全身の健康のカギを握っていた！

メタボに比べて知られていないロコモ（運動器症候群）　14
寝たきりにつながる骨粗鬆症のリスク　17
骨は日々生まれ変わっている　21
骨の役割は「骨格」だけではなかった！　24
骨以外の「1％のカルシウム」の重要性　26
キーワードは「脱灰」「再石灰化」「異所性石灰化」　28

第2章　骨を強くする食、弱くする食

「カルシウムをとればいい」の大誤解！

細胞レベルから健康を考える「分子栄養学」　32
血管がやわらかかったぎんさん　37
生命活動のスイッチを入れるカルシウム　39
「スイッチの入りっぱなし」で問題発生！　41
カルシウムの偉大な相棒＝マグネシウム　43
マグネシウムは「ミネラルバランスのミネラル」　44
現代人はマグネシウム不足に陥っている！　46
居場所を間違えたカルシウムが「悪玉化」する　47
「カルマグバランス」を整える食事のポイント　49
マグネシウムで解決する運動器の不調　50
イライラの理由が「髪の毛」でわかる！　53
カルシウムが足りているのに足りていない!?　54

「悪玉カルシウム」の影響は全身に及ぶ　56
冷蔵庫に牛乳がないほうが健康になれる　58
牛乳には肝心のマグネシウムが含まれていない　59
カルシウムが悪玉化する2つの要因　61
乳糖が消化・吸収のトラブルを招く　62
食物アレルギーが「アレルギーマーチ」につながる　63
牛乳中のホルモン類がガンを招く⁉　65
殺菌処理で乳脂肪が酸化する　67
研究データが物語る、骨と牛乳の真実　69
沖縄の百寿者は牛乳なしでも骨が丈夫　71
こんな生活習慣が骨折リスクを高める！　72
骨を強くする油、弱くする薬　76
なかったことにされた「衝撃の結果」　77
「脱・牛乳」の生活で健康長寿の人生を　80
リンの過剰摂取も骨を弱くする　81

砂糖のとりすぎも骨にダメージを与える　83
知っておくべき骨粗鬆症薬の問題点　85

第3章 老化の元凶「糖化」から骨を守る方法

コラーゲンが骨の質を左右する!
骨の「量」よりも「質」を高める時代へ　90
ノーベル賞化学者が証明したシリカの重要性　91
全身を健康にするシリカの働き　94
骨と関節で大活躍するムコ多糖類　96
ムコ多糖類を多く含むのはヌルヌルの魚介類　99
ビタミンDは「骨をつくるビタミン」　101
強力な抗ガン作用もあるビタミンD　103
ビタミンDよりも「ホルモンD」と呼ぶべき!?　104
丈夫な骨づくりをサポートするビタミンK　106
さまざまな高ビタミンK食品を知っておこう　107

コラーゲンには「善玉」と「悪玉」がある　109
シワの多い女性ほど骨折しやすい!?　110
ビタミンCが皮膚にも骨にもよいわけ　113
「善玉コラーゲン」で骨を強くする秘訣　115
ホモシステインが与える骨と体への影響　117
骨を弱くするもうひとりの犯人＝「糖化」　119
あふれた血糖が体内をAGEだらけにしてしまう　120
AGEの餌食となるコラーゲン　122
脳が糖化のダメージを受けやすいわけ　125
ガンの発症や転移ともかかわっているAGE　126
老化の元凶「糖化」を防ぐポイント　128
食品中のAGEにも最大限の注意を払うべし　129
血糖値を急激に上げない食材を選ぶ　132
「食材そのまま」の食べ方を意識しよう　134

第4章 メタボとロコモを防ぐ！
老けない骨と体をつくる「穀菜食」のすすめ

「穀菜食」がもたらす7つのメリット 138
とるべきは「未精製」の「複合炭水化物」 139
エネルギー源だけではない！ 細胞に不可欠な炭水化物の役割 153
今こそ「正しい炭水化物」の意味を学ぶべき 156
穀菜食が病気にならない体をつくる 158
存分に恩恵を受けたい「豆の健骨パワー」 160
肉を食べなくても強靭な体だった戦前の日本人 162
玄米＋「マゴワヤサシイ」食材をとる 167
今日食べたものが、未来をつくる 170

本文イラスト 千原櫻子
本文ＤＴＰ センターメディア

第1章

健康長寿の新常識

骨が全身の健康のカギを握っていた！

メタボに比べて知られていないロコモ（運動器症候群）

「健康長寿」。誰ひとりとしてそれを願わない者はいないだろう。年をとっても元気に暮らしている人には、2つの共通点がある。ひとつは、歯が丈夫でしっかり噛んで食事をしていること。もうひとつは、骨が丈夫で足腰がしっかりしていてよく歩いていることである。健康で充実した老後を暮らすためには、まず歯と骨が丈夫であることが大切である。

みなさんは「ロコモティブシンドローム」という言葉を聞いたことがあるだろうか。日本語に訳せば「運動器症候群」ということだが、体を動かすのに不可欠な運動器の障害によって日常生活の自立度が低下して、介護が必要になったり、寝たきりになったりする可能性が高い状態が、このロコモティブシンドロームだ。日本全国にいる40歳以上の470万人が推定対象者で、その3人に1人が運動器の障害に見舞われる可能性があるという。

日本整形外科学会では、ロコチェック（運動器のチェック）として、次の7つをあげている。

・片脚立ちで靴下がはけない
・家の中でつまずいたり滑ったりする
・階段を上るのに手すりが必要である
・横断歩道を青信号で渡りきれない
・15分くらい続けて歩けない
・２kg程度の買い物をして持ち帰るのが困難である
・家のやや重い仕事が困難である

あてはまるものがあれば、また、その数が多いほど、ロコモティブシンドロームに近づいている〝立派〟な予備軍で、注意が必要になる。「このままではまずい」と感じた人も少なくないのではないだろうか。

１００歳を超えてもなお、速く、長く歩いたり走ったりすることができる。これは理想的な健康長寿の姿といえるが、その条件として同学会は以下のことをあげている。
「600個の筋によって、200個の骨と関節をしなやかに速く、思うままに動かすこと」
筋肉や骨、関節といった運動器は、本当の意味での健康長寿のカギを握っている、といえるのだ。

私は、このロコモティブシンドロームが、すっかりおなじみとなったメタボリックシンドロームと「兄弟」の関係にあると考えている。メタボの人はロコモになりやすいし、ロコモの人はメタボになりやすいのだ。

メタボの人は体脂肪を抱えていることが多いが、それには運動不足も大いにかかわっていると考えられる。運動量が少ないと、骨や筋肉に与える刺激が少なくなる。運動器に適度な刺激を与えることは、運動器の健康を保つのに必要不可欠なのだ。

一方、ロコモの人は体のどこかに痛みがあることが多い。その結果、運動不足になりメタボになったり悪化したりしやすい。

現状、メタボリックシンドロームの注目度の高さに比べて、ロコモティブシンドロームはそれほど見聞きすることがないが、両者は表裏一体の関係にあるのだ。

寝たきりにつながる骨粗鬆症のリスク

ロコモについて考えるとき、とくに重要なのは「骨」だ。「体」という字は旧字体では「體」と書く。分解すれば「骨」と「豊」である。「豊」という字には「きちんと並べる」という意味があるそうで、本来の体とは「骨がきちんと並んでいる」状態のことをいうのだろう。

しかし私は、「豊」の一般的な意味からこの字を考えたほうがわかりやすいように思う。つまり、体とは骨が豊かな状態を保っているべきものであり、骨が豊かであってこそ、本来の体の健康が維持できる、というふうに受けとめると、より体のことが理解できるのだ。健康と骨とのかかわりは、それほどに深いのである。

骨の〝豊かさ〟が失われた状態の典型が骨粗鬆症《こつそしょうしょう》という病気だ。骨粗鬆症は、骨の密度が目立って減った状態で、骨の組織が形成されるスピードを、骨が破壊されるスピードが上回った場合に起きる。使い古したスポンジのように、骨がスカスカの状態（多孔質）になってしまうのがこの病気の特徴だが、日本国内には推定で１１００万人を超える患者がいるとされる。その８割は女性で、とくに高齢者に発症しやすく、60代では３人に１人、70代になると２人に１人が骨粗鬆症である可能性も指摘されている。

骨粗鬆症が恐ろしいのは、自覚症状がほとんどないまま病気が進み、ある日突然骨折してしまうというケースが多いことだ。骨粗鬆症になると非常に骨が脆くなる。高齢者の場合は骨の再生力が弱いため、一度骨折すると回復には長い時間が必要になり、最終的に「寝たきり」につながる危険性が大きくなる。

現在、日本にはおよそ１００万人もの寝たきりの高齢者がいるといわれているが、その大きな原因は、脳卒中と、骨粗鬆症による骨折である。

自分の足で歩ける、自力で日常の生活が送れる。それが健康の原点であることは誰もが認めるところだろう。思うように動けない状態、自力では生活できない状態で、いくら長生きでも、残念ながらそれは「健康長寿」とはいえない。

いつまでも、好きなように歩いたり身のまわりのことができたりするためには、何をお

骨粗鬆症は骨の密度が減った状態

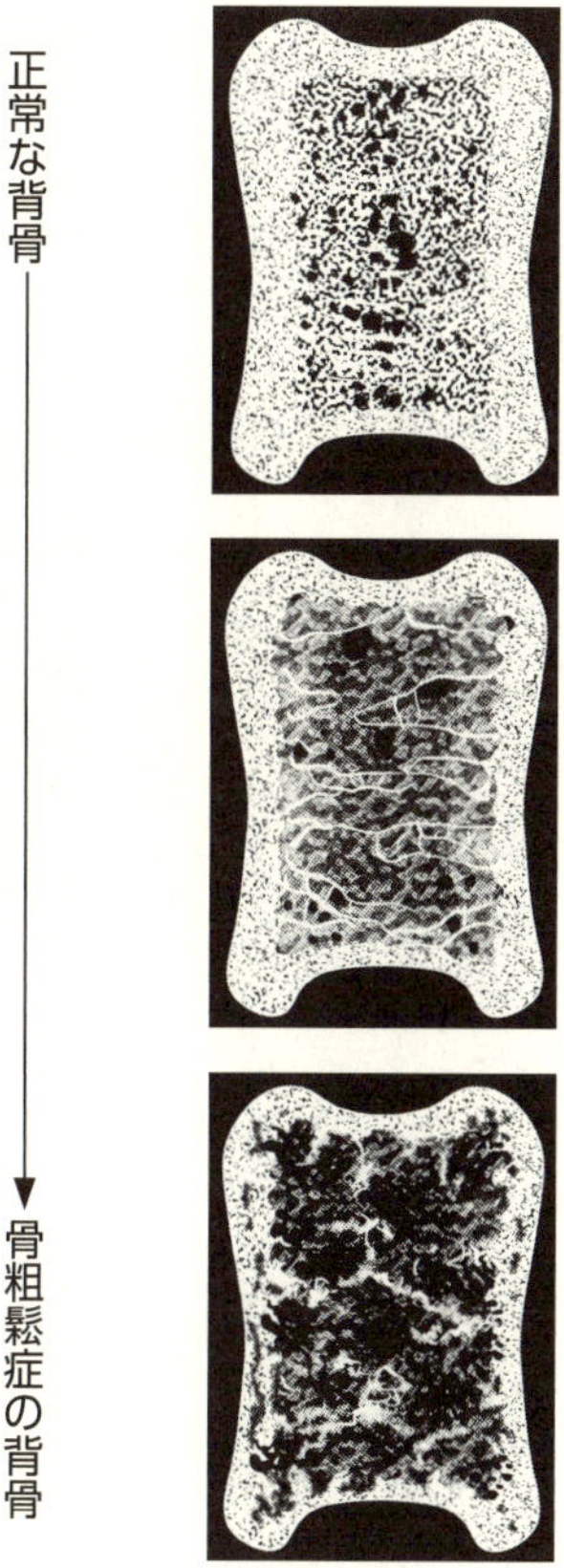

骨の断面を見ると、使い古したスポンジのようにスカスカな、
多孔質状になっている。

いても骨が丈夫であるということが不可欠。その意味でも、健康を「骨」から考えることだ。今、もっとも求められているのはこの視点なのである。

高齢者に骨折が多くなるのには理由がある。そのひとつは老化現象である。前述のように、骨の再生力が弱まるのだ。男女を問わず、骨の細胞、とくに骨芽《こつが》細胞の機能低下が加齢とともに見られるようになる。

私たちの骨は知らない間に何度も新しいものに置き換わっている。このプロセスは「リモデリング（骨の再構築）」とも呼ばれ、成長期にはとくに活発にリモデリングがおこなわれている。成長期が終わっても、破骨《はこつ》細胞による骨吸収と、それに続く骨芽細胞による骨形成という、骨の更新作業が続く。後ほど改めて説明しよう。

なお、人の骨量および骨密度の変化は、生涯を通じて次のような3つの時期に分けられる。

・第1期＝出生から成長完了までであり、骨は量・密度ともに増加する

・第２期＝成長完了に続く約15年間は、骨の総量および密度は一定を保っている
・第３期＝その後は徐々に減少しはじめ、青年期の15％以上の減少を見る（80歳になると20歳の骨量の40～65％減少する）

骨は日々生まれ変わっている

私たちの体を構成する約60兆個の細胞は、その一つひとつが新陳代謝を繰り返している。要するに、古くなった細胞が新しい細胞に入れ替えられるのだ。皮膚や内臓などの「やわらかい組織」ならまだしも、極めて硬い組織である骨で、このような入れ替え作業がおこなわれているのは少しイメージしにくいかもしれないが、実際には骨も例外ではない。前述のように、いつの間にかリモデリングがおこなわれているのだ。

ただし、やはり硬い組織であるからか、新陳代謝のサイクルは他の組織より長い。皮膚や筋肉、内臓は１～２カ月周期であるのに対し、骨の場合は３カ月周期で少しずつ入れ替わるというから、かなり時間がかかるのがわかる。

骨の新陳代謝を担っているのは破骨細胞と骨芽細胞だ。そのメカニズムを説明する前に、骨の構造にも触れておこう。

骨は骨膜と呼ばれる組織で表面全体を覆われているが、内部は緻密《ちみつ》質と海綿質の二層構造になっている。文字通り、前者は緻密に詰まっていて、硬く重い上に強度があるのに対し、後者は海綿のように穴が開いており、軽くてやわらかい。19ページのイラストからもわかるように、骨粗鬆症でない健康な骨でも、中までぎっちり骨が詰まっているわけではなく、スポンジ状の穴がたくさん開いているのだ。

ちなみに、緻密質と海綿質の割合は体の部位によって異なり、体をしっかり支える必要がある手足の骨は緻密質が多いのに対し、背骨、足のつけ根、かかとなどの骨は、動かしやすいように海綿質が多くなっている。

さて、新陳代謝のメカニズムだが、骨が古くなると破骨細胞がそれを溶かして壊してしまう。これは「骨吸収」と呼ばれる。そこに今度は骨芽細胞が働きかけ、リモデリングをおこなう。こちらは「骨形成」と呼ばれる。骨吸収と骨形成がつねにセットになってチームワークをおこなうことで、私たちの骨が成り立っているのだ。

こうした骨の新陳代謝によって、成人の場合では1年間に5～10％の骨が入れ替わっている。骨吸収によって溶け出した骨の成分は、いったん血液中に取り込まれ、リモデリング用の骨の材料にもなるし、たとえばカルシウムなどは、骨の材料以外としての役割が新たに与えられたりもする。カルシウムの働きについては後ほど詳しく説明したい。

いずれにせよ、この新陳代謝がうまくおこなわれることが、健康で丈夫な骨を保つ条件といえる。しかし、材料が十分になかったり、材料の質がいまいちよくなかったりすると、当然いい骨をつくることができない。このことが、骨粗鬆症をはじめとするさまざまな骨のトラブルにつながってしまう。

それだけではない。骨はみなさんの想像以上にさまざまな役割を担っているため、それらが正しくおこなわれないことで、骨折や骨粗鬆症などに限らず、思わぬ健康問題を引き起こすことになるのだ。

骨の役割は「骨格」だけではなかった！

私たちの体で骨が果たしている役割を考えたとき、真っ先に思い浮かべるのは、体を支える骨格を構成しているということだろう。もちろん、それは骨の重要な役割のひとつであることに間違いない。体には約２００本もの骨があり、それらが組み合わさって、体の基本構造である骨格をつくっている。

また、大切な脳や内臓を守っているのも骨である。脳は頭蓋骨にすっぽり収まる形で保護されているし、心臓や肺、肝臓などの内臓も、胸椎《きょうつい》や肋骨《ろっこつ》、胸骨といった骨によって囲まれ、衝撃から守られている。

あまり知られていないかもしれないが、実は、「血液をつくる」というのも骨の大事な働きだ。骨の中心部にある骨髄という組織が血液の生産工場となっている。そこには造血幹細胞があって、そこから赤血球や白血球、血小板などの血球がつくられている。赤血球も白血球も血小板も、それぞれ別々につくられるものではなく、もともと共通の細胞から姿かたちを変えたものなのだ。

白血球は、NK細胞やBリンパ球、Tリンパ球など、さらにいくつかの種類がある。これらは血液やリンパ液の中を動き回り、異物や外敵が侵入していないかどうかを監視し、それらを発見した場合は攻撃を仕掛けたり、取り除いたりする。これがいわゆる「免疫システム」である。要するに、骨（骨髄）の健康状態は免疫力をも大きく左右するといえる。

そしてもうひとつ、骨には重要な役割がある。ミネラル（主にカルシウム）の貯蔵庫として、その出し入れをコントロールしているのだ。

私たちの体内にあるカルシウムの99％は骨や歯に存在するが、残りの1％は血液や体液の中に含まれている。このわずか1％のカルシウムが、全身60兆個の細胞の生命活動を維持する上で、実に重要な働きをしている。

血液中のカルシウムはつねに一定の濃度に保たれており、筋肉の収縮や弛緩《しかん》をコントロールしたり、情報の伝達にかかわったり、出血を止めたり、血液や体液のpH（酸性／アルカリ性の度合い）を調節したり、ホルモンを分泌したりするなど、体内のありとあらゆる機能に関与している。

カルシウムを骨の材料くらいにしか思っていなかった人は、これだけでも驚かれたのではないだろうか。

骨以外の「1％のカルシウム」の重要性

だからこそ、わずか1％でありながら、血液中のカルシウムの量をつねに一定に保つことは、私たちの体内では最重要事項のひとつである。1％より多すぎても少なすぎてもいけない。このデリケートなコントロールをおこなう上で中心的に働くのが、副甲状腺ホルモン（パラソルモン）と甲状腺ホルモン（カルシトニン）、そして女性ホルモン（エストロゲン）である。

副甲状腺は、首の気道を取り囲むように存在する甲状腺の裏側にある、米粒くらいの大きさの組織である。そんな小さな組織から、とても重要なホルモンが分泌されている。

血液中のカルシウム不足をいち早く発見すると、副甲状腺からホルモンを分泌して、カルシウムの補給を求める。このホルモンが出ると、骨のカルシウムが溶け出して血液中に流れ込む。「骨のカルシウムが溶け出す」などというと「そんなことしていいの？」と思うかもしれないが、先ほども述べたように、血液中のカルシウムの量をコントロールするのも、骨の立派な役割なのだ。

甲状腺ホルモンには、骨吸収を抑制する働きがある。つまり、骨からカルシウムが溶け出さないようにし、骨へのカルシウムの沈着を促すわけで、副甲状腺ホルモンとは正反対の働きを持つことになる。

このため、甲状腺ホルモンと副甲状腺ホルモンのバランスが崩れると、骨自体のトラブルはもちろんのこと、血液中のカルシウムが持つ極めて重要な数々の役割にも支障をきたすことになる。

骨からカルシウムが溶け出さないように働くもうひとつのホルモンが、女性ホルモンだ。

女性ホルモンといえば文字通り「女性らしさ」にかかわるものというイメージが一般的だが、骨にもとても重要なホルモンである。もう少し正確にいうと、女性ホルモンは甲状腺ホルモンの分泌を促進することで、骨からカルシウムを溶け出さないようにする。そして、男性の体内でも女性ホルモンがつくられていて、この働きを全《まっと》うしている。

男性よりも女性のほうに骨粗鬆症が圧倒的に多い最大の理由が、この女性ホルモンにある。男性の体内における女性ホルモンの分泌量は、年齢を重ねてもそれほど大きく変わらないが、女性の場合は閉経により、その分泌量が一気に減少する。すなわち、甲状腺ホルモンのサポート役がいなくなり、骨からカルシウムが溶け出しやすくなるのだ。

キーワードは「脱灰」「再石灰化」「異所性石灰化」

先ほど、骨吸収と骨形成という言葉が登場したが、これらは破骨細胞と骨芽細胞による〝作業名〟のようなものだと考えてほしい。これに対し、みなさんにしっかり覚えておいていただきたいのが、これらとそれぞれほぼ同義語の「脱灰《だっかい》」と「再石灰化《さいせっかいか》」、そしてもうひとつの言葉の「異所性石灰化《いしょせいせっかいか》」である。

血液中のカルシウム量が足りなくなると、骨に貯蔵していた分を引き出してくる。これが「脱灰」だ。そして、用の済んだカルシウムが再び骨に戻されるのが「再石灰化」である。

通常であれば、「脱灰」と「再石灰化」のバランスがうまく保たれているが、脱灰が過剰になったり、慢性的に続いたりすると、再石灰化が適切におこなわれなくなる。さらには、なんと骨以外の場所にカルシウムが蓄積するという「異所性石灰化」が生じてしまう。

これらの状態は、現代人が見舞われている健康問題のすべてに関与しているといい切ってもいい。それなのに、今の日本ではこの事実がほとんどといっていいほど知られていない。驚くなかれ、それは医療従事者の間でさえ、である。

次の章では、脱灰と再石灰化のアンバランスが起こる理由や、異所性石灰化に伴う健康問題、さらには、みなさんが骨にいいと信じて疑わない「牛乳」に関する種々の問題などについて、「本物の栄養学」の立場からご紹介していくことにしよう。

第1章のまとめ

●メタボリックシンドローム（内臓脂肪症候群）とロコモティブシンドローム（運動器症候群）は表裏一体の関係にある。健康長寿のためには、内臓だけでなく運動器、とくに骨の健康を意識することが大切。

●骨は日々生まれ変わっている。その再構築が追いつかないと、骨粗鬆症などのトラブルが起こる。骨の再構築には、骨をつくる栄養素が欠かせない。

●骨の役割は、内臓を守り、体を支える骨格というだけではない。血液をつくったり、ミネラルの貯蔵庫としての働きも担っている。

●体内のカルシウムは骨に99％、骨以外に１％存在する。この１％のカルシウムが血液や体液に溶け込み、生命活動を維持する働きをしている。

●血液中のカルシウムが不足すると、骨に蓄えられているカルシウムが使われる（脱灰）。用の済んだカルシウムは、骨に戻される（再石灰化）。この仕組みがうまくいかないと、骨以外の場所でカルシウムが蓄積してしまう（異所性石灰化）。

第2章

「カルシウムをとればいい」の大誤解！

骨を強くする食、弱くする食

細胞レベルから健康を考える「分子栄養学」

骨と栄養の関係について考える前に、私の研究のもととなっている「分子栄養学」についてお話ししたい。

分子栄養学は、ノーベル賞を2度も受賞した、アメリカのライナス・ポーリング博士の研究から生まれた。たとえば、日本でもよく知られる「ビタミンCが風邪に効く」という話は、彼の研究成果によるものだ。

分子栄養学では、「病気や老化は細胞の変性や機能低下によって起こる」と考える。つまり細胞が正しく存在し、そしてスムーズに機能している限りは、病気になることはないし、老化も遅らせることができるというわけだ。

1953年、ジェームズ・ワトソンとフランシス・クリックが、DNAの二重らせん構造について、世界ではじめて発表した。この日を境に、医学は大きく変わった。

ＤＮＡは遺伝情報の設計図のようなものだ。人間の体は、およそ60兆個の細胞でできている。それぞれの細胞の核の中には、非常に複雑な仕組みでＤＮＡが小さく折りたたまれて入っている。ひとつの細胞の大きさは１００分の１㎜ほどだが、そこに収められているＤＮＡをまっすぐに伸ばすと、なんと２ｍ近くになるというから驚かされる。これだけでも生命の神秘を感じる。

細胞は、ＤＮＡという設計図をもとに、何種類かのアミノ酸を組み合わせることにより、生命活動に不可欠なタンパク質を無数につくり出している。毎回、設計図通りにでき上がれば何の問題もないのだが、実際には設計ミスが起こることもある。それぞれの細胞には、それを修復する機能もちゃんと備わっている。しかし、設計ミスが増えたり、その修復が追いつかなくなったりすると、細胞の構造や機能に異常事態が発生し、結果としてありとあらゆる病気や老化を引き起こす。

分子栄養学では、生命活動に不可欠なタンパク質をつくるために必要な栄養素や、設計ミスを減らすための栄養素、そして設計ミスを修復するための栄養素をしっかり補うのはもちろんのこと、その栄養素を細胞が最適に利用できる環境を整えつつ、こういった生命活動を妨害するような要因を徹底的に排除していく……というアプローチをとる。

それらの栄養素は、細胞が生命活動を営む上で必ず食べ物から得なければならないものであり、8種類のアミノ酸と20種類のミネラル、20種類のビタミン、そして2種類の脂肪酸の計50種類で構成され、「生命の鎖」と呼ばれる。

世間では「相手の立場になってものを考えよう」ということがよくいわれるが、さしずめ、「つねに〝細胞の立場〟で考える」のが分子栄養学なのだ。

私たち人間は、60兆個の細胞一つひとつが何を必要としているかを知らないが、それぞれの細胞自身はそれを知っている。細胞の機能を、細胞自身が求める極限にまで高めるために、私たちは細胞のことを思いやりながら、栄養素を提供したり環境を整えたりする。こうすることで、人は誰でも最高に健康に生きることができる。これこそが分子栄養学のコンセプトである。

私たちは、筋肉や骨、脳や神経、内臓、そして皮膚など、体のいろいろなところに異常や不調を感じた場合、外科や内科、消化器科、皮膚科というように、それぞれを専門とする病院にいくのが一般的だ。だが、どのような異常や不調であれ、それぞれの組織や器官を構成している細胞の機能が低下することで起こっているわけだから、そういった細胞の機能低下を根本から治すのに必要な手だてや役立つ対策を講じないと、何ら意味がない。つまり、行くのであれば、そういった手だてや対策を講じてくれるような病院でないといけないということだ。

細胞の機能低下を治してくれる病院――それは、「食と栄養」である。「台所こそが生命の薬局である」という言葉があるのだが、この言葉は、私がいいたいことを端的に表現してくれている。病院で診てもらって薬をもらえば一安心……というのではなく、「生命の鎖」となるしかるべき栄養素を細胞に与え、そして細胞にとって快適な環境をつくり出すことこそが最重要ポイントだからである。

このように、あるべき医療とは、どこまでいっても栄養学に基づいたものでなければならない。しかもそれは、細胞レベルに目を向けた栄養学である。技術が進歩した〝最先端〟

であるはずの現代医療で、思うように病気が治せず、八方塞がりの感が漂っているのは、「細胞レベルの栄養学」に目を向けようとしないからである。

ただしそれは、食べ物に含まれているカロリーや栄養素ばかりに注目する従来の栄養学とは大きく異なる。というより、全く別のものといったほうがいい。たとえ栄養素を多くとったとしても、それが適切に消化・吸収されてスムーズに血液中に取り込まれ、全身の細胞にきちんと届けられた上で、それが効率的に利用されなければ、全く意味がない。「カロリーに気をつけて、何でもバランスよく食べましょう」など、知識や資格がない人でもいえることだし、そもそも、この手の発言をする人は、細胞のことなど全く考えていない。私たちが60兆個の細胞の集合体であることさえ、知らないかもしれない。

「木を見て森を見ず」ということわざがあるが、いわば「木と同時に森も見る」のが、分子栄養学なのである。

まずは以上の点を踏まえた上で、「骨の分子栄養学」について考えていきたい。

血管がやわらかかったぎんさん

みなさんは、かつて愛知県名古屋市に健康長寿の見本のような双子の姉妹がいたことを覚えておられるだろうか。マスコミにもよく取り上げられ、テレビ出演もたびたびだったから、ある程度の年齢の人は頷いているはず。そう、あの「きんさん、ぎんさん」である。最近では、ぎんさんの娘たち、長寿４姉妹のほうが有名かもしれない。

１００歳を超えてなお、体も頭もしっかりしていたふたりも、さすがに故人となったが、双子姉妹のうち、ぎんさんの遺体を名古屋の医師が解剖している。もちろん、遺族の了解も得て、長寿の秘訣を探るべくおこなわれたものだが、解剖の結果、驚くべきことがわかった。

ぎんさんの血管があまりにもやわらかかったのである。通常、高齢になれば血管も硬くなる。ところが、ぎんさんの血管ははさみでスムーズに切れるほど、弾力性、柔軟性を保っていたというのだ。

これはまさに、体内でのカルシウム調節が極めてうまくいっていたことを物語っている。

要するに、脱灰と再石灰化のバランスがとれ、異所性石灰化がほとんど生じていなかったことが考えられるのだ。後で説明するが、脱灰と再石灰化のアンバランスによって生じた異所性石灰化の代表例が「動脈硬化」である。骨から溶け出したカルシウムが骨に戻ることなく、血管壁にこびりついてしまう。だからこそ、その血管ははさみでは容易に切れないほど硬くなるのだ。

ただし、逆にいえば、高齢者の血管ははさみで切れないのが日常茶飯だということにもなる。大半の人は、加齢と共に脱灰と再石灰化がアンバランスになり、動脈硬化が相当に進んでいることを意味する。これは放っておくわけにはいかない、由々しき事態である。

ぎんさんの〝驚異の血管〟から想像できるのは、日本を代表するご長寿姉妹が、巧まずして、理想的な食生活を続けていたに違いないということである。とりわけ、脱灰と再石灰化に深くかかわっている「ミネラルバランス」は良好であったはずだ。

もはや、ふたりの食生活の内容をつぶさに知ることはできない。しかし、「分子栄養学」

なら、そこにアプローチしていくことができる。ここからの話はそのためにあるといっても、決して過言ではないのである。

生命活動のスイッチを入れるカルシウム

まずは、第1章でも少し触れた、血液中のカルシウムの働きについてもう少し解説しておこう。そのためには、カルシウムが具体的にどのように生命活動にかかわっているのかを「細胞レベル」で見ていく必要がある。

血液（体液）中のカルシウムは、細胞の外側と内側を出入りすることができる。その比率は外側１０００に対して内側1というものになっている。とてつもない濃度差だが、この比率が極めて重要なのだ。その理由はこの後で説明する。

さて、私たちの生命活動にとって不可欠なのが酵素である。酵素も、細胞内でＤＮＡの設計図をもとにつくり出されるタンパク質であり、細胞内の化学反応をスピーディーに効率よく進める働きを担っている。体を動かす、組織をつくる、ものを見たり考えたりする、呼吸をする、食べ物を消化する、有害なものから体を防御する……といった、およそあらゆることは、さまざまな酵素のおかげで成り立っているようなものだ。

酵素の数は数千にものぼるとされるが、実は、それらの酵素が働くためのスイッチを入れるのがカルシウム。細胞の外側のカルシウムが細胞の内側に一時的に入ることで電気的な刺激が起こり、スイッチが入って酵素が合成されたり、働きはじめたりするというわけだ。全身の細胞でおこなわれている生命活動の多くは、このプロセスを通じて開始される。

先ほど、細胞内外のカルシウムの濃度差が重要だといったのは、この濃度差がスイッチの「ＯＮ」と「ＯＦＦ」の役割を果たしているからだ。細胞外のカルシウムが細胞内に一時的にどどっと入り込んでスイッチがＯＮとなり、生命活動が開始された後は再び細胞外にさっと戻ることでＯＦＦとなる。ＯＮとＯＦＦがすばやく的確に切り替わってこそのスイッチというものである。

「スイッチの入りっぱなし」で問題発生！

第1章でもお伝えした血液中のカルシウムの働き——筋肉の収縮、情報の伝達、ホルモンの分泌など——も、その大半はこのスイッチ役としてのものだ。必要に応じて細胞にスイッチを入れ、用が済めばスイッチを切る。こうして言葉にしてみると、それほど難なくおこなえるようなことに思えるかもしれない。

ところが実際には、このスイッチがうまく切り替わっていないことが多い。つまり、細胞内に入り込んだカルシウムがいつまでたっても細胞外に戻ることなく、いわば「スイッチの入りっぱなし」の状態が続くわけだ。本来のカルシウム動態が長時間にわたって崩れたままになると、生命活動に深刻な混乱をもたらすことにつながる。

たとえば、現代人にとって深刻な問題となっているアレルギー。これには、免疫系をはじめ、体内のさまざまなシステムの異常と栄養面の問題が複雑に組み合わさっているのだが、症状に直結する要因のひとつに、ヒスタミンという物質の過剰分泌があげられる。

ヒスタミンの主な役割として、「体内に炎症反応を喚起する」というものがある。炎症反応は、体内の異常事態を示すアラームのようなもので、それ自体は私たちが生きていく上で欠かせない反応である。もし炎症反応が起こらなかったら、私たちは異常事態に気づかずに命を落としかねないのだ。

そのため、本来であれば、体の中で異常事態が発生するとさまざまな種類の細胞からヒスタミンが分泌され、体内を「炎症モード」にする。このアラームを合図に免疫細胞（白血球）がいっせいに動き出し、それぞれの役目を果たすことで異常事態を解決するというメカニズムが働く。

このとき、細胞からヒスタミンを分泌するためのスイッチをONにするのがカルシウムである。細胞外のカルシウムが細胞内に一時的に入り込むことによって、ヒスタミンの分泌が開始される。そして、異常事態が解決すれば、カルシウムが再び細胞の外に戻され、スイッチがOFFとなる。これでヒスタミンの分泌もストップするわけだ。

ところが、このカルシウムがいつまでも細胞内にとどまっていると、スイッチがONの状態のままになる。すると、ヒスタミンの分泌が延々と続くことになる。体内は炎症モードのアラームが鳴りっぱなしとなり、免疫細胞はパニックに陥る。かいつまんで説明すれば、これがアレルギー症状のメカニズムの一端である。

カルシウムによる「スイッチの入れっぱなし」が私たちの体全体に悪影響を及ぼすことを、少しはイメージしていただけただろうか。

カルシウムの偉大な相棒＝マグネシウム

カルシウムは、生命活動にとってなくてはならない主役である。しかし、コントロールを誤ると生命活動を脅かす存在でもある。では、どうすればうまくコントロールできるのだろうか。実はカルシウムには、まさに切っても切れない関係ともいうべき、偉大な相棒がいる。それが「マグネシウム」だ。

マグネシウムは、細胞の内側に入ったカルシウムを、再び細胞の外側に連れ戻す役割を担っている。つまり、細胞内外のカルシウムの濃度差はマグネシウムによって一定に保たれているわけだ。また、骨と血液中のカルシウムの濃度をコントロールしているのもマグネシウムである。

直接的にスイッチとなる主役のカルシウムに対し、マグネシウムはカルシウムを陰で支える黒子役、あるいはマネージャーといったところか。表舞台に立つ人が煌《きら》びやかでいられるのは、舞台裏でせっせと働く人のおかげであることは、誰もが知るところだろう。それを考えれば、マグネシウムがいかに重要なミネラルかがわかるはずだ。

カルシウムは、マグネシウムとつねに「セット」で働いている。だからこそ、カルシウムのことを考えるときは、マグネシウムとつねにセットで考えなければならない。

マグネシウムは「ミネラルバランスのミネラル」

骨に関していえば、カルシウムよりもマグネシウムのほうが骨粗鬆症などとのかかわりが深いと考えられるほど、マグネシウムは老けない骨と体をつくるために重要なミネラルである。食事中にマグネシウムが多いほど、骨の密度は高まる。マグネシウムは骨の中にカルシウムの結晶をつくるのに不可欠な、アルカリフォスファターゼという酵素を活性化するのに必要となる。この酵素は骨に重要なビタミンＤの活性化（これについては後の章で述べる）にも関与している。

また、マグネシウムは前述の副甲状腺ホルモンの分泌のコントロールにもかかわっており、血液中のカルシウムのバランスを維持する上で重要な働きをしている。

また、マグネシウムが欠乏すると、カルシウム、カリウム、リンなどのミネラルの血液中の濃度を正常に保てなくなる。このときにそれぞれのミネラルを補給しても、血中濃度の低下は回復しない。マグネシウムを補給することにより、これらはようやく正常値を取り戻すのだ。これが、「ミネラルバランスのミネラル」と呼ばれるゆえんである。

人間の体内のマグネシウム量は約30ｇで、そのうちの65～70％が骨や歯といった硬組織の中に含まれている。硬組織以外のマグネシウムは、筋肉や脳、神経組織の中にも存在し、筋肉中ではカルシウムよりマグネシウムの量のほうが多くなっている。

細胞におけるマグネシウムの動態はカルシウムとは正反対である。マグネシウムは細胞外にも存在しているものの、細胞内のほうにより多く存在している。このおかげで「ミネラルバランスのミネラル」としての本領が発揮されるというわけだ。

現代人はマグネシウム不足に陥っている!

一般に、カルシウムとマグネシウムの比率は、「2対1」が生命活動にとってもっともいい状態だとされている。そのため、食べ物からカルシウムとマグネシウムを摂取する際の比率も「2対1」が望ましいといわれる。しかし私は、マグネシウムをより重視した「1対1」こそが適切な比率だと考えている。なぜなら、現代人はマグネシウムを消耗しやすく、不足しやすい環境にいるからだ。

たとえば食生活を考えてみても、アルコールを大量に飲んだり、甘い物や菓子類を際限なく食べたり、といったことが少なくない。これらはいずれも、体内のマグネシウムを無駄遣いすることになる。また、現代人なら誰もが多少なりとも抱えているであろう「ストレス」も、体内のマグネシウムを奪ってしまうのである。

それにもかかわらず、食卓に並ぶ食材からマグネシウムが摂取しにくくなっている、ということがある。**マグネシウムをたくさん含んでいる食材は、豆類や青菜類、玄米など未精製の穀物、それに昆布やワカメなどの海藻類**だが、果たして、これらが毎日の食卓に並ぶことがあるだろうか。

すっかり欧米化され、肉類や精製加工食品で賄う食事が定番になっている現在の食卓事情では、マグネシウムの摂取量は何ともおぼつかないレベルというしかない。

このため、現代人の体は慢性的なマグネシウム不足状態にあるのだ。みなさんには、まずはこのことを自覚してほしい。そして、このことがどんな問題につながっているか……。おそらく予想がつくことだろう。

居場所を間違えたカルシウムが「悪玉化」する

マグネシウムが不足していると、細胞内に入ったカルシウムを適切に外に連れ出すことができない。当然、細胞内はカルシウム過剰の状態が続くわけだ。

おさらいになるが、本来、カルシウムは生命活動のスイッチを入れるときに細胞内に入り、役目を終えたら再び細胞の外に出なければならない。それが、カルシウムの正常な〝居場所〟ということになる。ところが、細胞の外に導くマグネシウムが足りないことで、カルシウムは自らの居場所を間違えてしまうのだ。

そのカルシウムが悪さをする。前述のヒスタミンとアレルギーのケースがまさにそれだ。ここではもう少し、目で見てわかりやすい、イメージしやすいケースをあげておこう。たとえば、「筋肉のけいれん」もそのひとつである。筋肉の細胞にカルシウムがたまってしまうと、けいれんが起きる。

筋肉は細胞の内にカルシウムが入ることで縮み、マグネシウムによって細胞外に連れ出されることでゆるむ。これが正常な筋肉の動きだが、細胞内にカルシウムが居すわった状態では、この収縮・弛緩がうまくおこなわれず、足がつったり、肉離れを起こしたりするのである。だから、マグネシウムが正しく働いてくれさえすれば、筋肉のけいれんなど起こりようがないといってもいい。

ちなみに世間では、「カルシウム不足で筋肉がけいれんする」と認識されている。これは誤りであり、「カルシウムが居場所を間違えて筋肉がけいれんする」と認識しなければならないのだ。

「カルマグバランス」を整える食事のポイント

早急に取り掛かるべきは、マグネシウム不足を解消し、体内におけるカルシウムとのバランス、いわば「カルマグバランス」を是正するための環境づくりである。以下に具体的な方法をまとめておくので、今後の食生活の参考にしてほしい。

▽できるだけ化学肥料や農薬が使われていない野菜や果物を食べる
▽白米や精白小麦粉食品をやめ、玄米や全粒小麦粉食品をとる。未精製穀物、あるいは精製度合いが低いものを選ぶ
▽食材を煮たりゆでたりするとマグネシウムが溶け出してしまう。調理時間は短く、簡潔

を心がける。あるいは、汁ごと食べられるような料理にする

▽清涼飲料水や加工食品は徹底的に避ける

▽カフェインやアルコールもできる限り避ける

▽薬を安易に飲まない。マグネシウムにとっては大敵

これらのことをつねに意識し、実践していくことで、マグネシウム不足は着実に解消されることだろう。同時に、カルシウムとの体内バランスも理想的なものになるはずだ。

マグネシウムで解決する運動器の不調

現在、私は数多くのトップアスリートから相談を受け、コンディショニングに関してアドバイスをおこなっているが、プロ野球界で最初に知己を得たのが、すでに故人となられた稲尾和久氏であった。ある程度の年齢以上の人は鮮明に記憶していると思うが、稲尾氏は読売ジャイアンツにO（王貞治氏）N（長嶋茂雄氏）あり、という時代に西鉄ライオン

ズの投手として活躍し、「神様、仏様、稲尾様」といわれたほどの名投手だ。
文字通り、日本のプロ野球史に輝かしい足跡を残すトップアスリートだったわけだが、その稲尾氏が現役引退後、毎年ハワイでおこなわれていた名球会（投手は通算２００勝以上、２５０セーブ以上、打者は通算２０００本安打以上の選手がメンバー）のゴルフで、最終ホールになるといつも必ずといっていいほど脚がけいれんする、と訴えてきたのだ。

私は当時、『毎日小学生新聞』に「一流スポーツ選手の秘密」というタイトルでスポーツ栄養学に関する記事を連載していた。その中で、スポーツ選手や肉を多く食べる人、アルコールをよく飲む人はマグネシウムが欠乏し、筋肉のけいれんが起こりやすいことを書いたことがあったのだが、稲尾氏はたまたまその記事を目にし、私に連絡をしてきたというわけだ。

私は稲尾氏に、脚のけいれんはマグネシウム不足のせいでカルシウムが細胞内で悪さをしているから生じるのだということ、脚のけいれんならまだしも、それが心臓の筋肉で起きたら心筋梗塞などの重大な事態にもなりかねないことなどを伝え、お酒や肉を減らし、マグネシウムを補給するようアドバイスした。すると、私のアドバイスに従った稲尾氏は間もなく、脚のけいれんに悩まされることがなくなったのである。

スポーツつながりでいえば、アスリートに多い悩みが関節痛だ。実はこれにも「悪玉カルシウム」とマグネシウム不足がかかわっている。関節を滑らかに動かす働きを担う滑液《かつえき》包《ほう》の壁にカルシウムが沈着すると、炎症を引き起こす。これが関節の痛みの一因となる。解決策のひとつは、筋肉のけいれんと同様、マグネシウムを摂取してカルシウムを正しい居場所へと戻すことだ。

第1章でロコモティブシンドローム（ロコモ）の話をしたが、筋肉や関節、骨といった「運動器」の健康がパフォーマンスを大きく左右するアスリートでさえ、マグネシウム不足は〝盲点〟になっている、と私は感じている。

ましてや、一般の人はカルシウムとマグネシウムの深い関係も知らないだろうし、普段の生活でマグネシウム不足を気にすることなど皆無、というのが実情だろう。

イライラの理由が「髪の毛」でわかる！

そこで、アスリートであれ一般の人であれ、そのことを自覚するのに最適なものがある。驚くなかれ、それはなんと「髪の毛」なのだ。

毛髪中に含まれるミネラルの量から体内のミネラルバランスを知る「毛髪ミネラル分析」というものがあるのだが、その生みの親であるアメリカの化学者、ウィリアム・ウォルシュ博士は、１９７７年にこんな発表をしている。殺人犯を対象に毛髪中のミネラルを分析した結果、ほとんどの対象者でカルシウムの高値が認められた、というのである。

毛髪を調べると、一定期間における血液中のさまざまなミネラルの量がわかる。毛髪中のカルシウムの値が高いということは、血液中にカルシウムがあふれていたと考えられる。つまり、マグネシウムとのバランスが崩れ、カルシウムが細胞内に入ったままになりやすい状況であったことが推測されるのだ。

殺人の動機はさまざまだが、殺人犯の毛髪中のカルシウム値が総じて高かったということは、悪玉と化したカルシウムが脳内で神経系のトラブルを誘発し、思考や感情を混乱させた結果、殺人を犯すような精神状態に陥らせたのではないか……。こんな可能性が強く疑われる。

ウォルシュ博士のこの研究結果を知ったのは30年ほど前だが、それを契機に私も毛髪ミネラル分析やミネラルの研究に着手することとなった。その中で明らかになったのは、暴力的な傾向のある人の大半が、カルシウム濃度が高いということだったのである。いい換えれば、「イライラしやすい人は血液中にカルシウムがあふれている」ということになる。

カルシウムが足りているのに足りていない!?

「カルシウムが不足するとイライラする」

なかば常識のようにいわれていることだが、これにも誤解されている部分がある。むしろ、カルシウムが〝居場所を間違える〟ことで神経系のトラブルが起きるのだ。

イライラが嵩《こう》じ、感情が爆発して、暴力的な行為に及ぶ、という図式は行動パターンとして理解しやすい。少なくとも、神経系のトラブルをもたらすのは、カルシウム不足ではなく血液中のカルシウム過多、そして細胞内へのカルシウムの入りっぱなしだと考えるべきなのだ。

ただし先ほども述べたように、カルシウム濃度が高い、つまり、カルシウムが多いのは、あくまで血液中や細胞内の話。骨や歯では不足していると考えられるのだ。本来の居場所でカルシウムが不足し、いるべきでない場所にカルシウムがあふれている――この現象は「カルシウム・パラドックス」と呼ばれる。

先ほどの筋肉のけいれんもしかり、「カルシウム不足でイライラする」の真相は、まさに体内のカルシウムが〝矛盾〟を抱え込んでしまっているということなのだ。

「悪玉カルシウム」の影響は全身に及ぶ

ここで、カルシウムの動態について改めて整理しておこう。

第1章では、骨の「脱灰」と「再石灰化」、そして「異所性石灰化」について説明した。健康な人の体では骨や歯などの硬組織に、そしてそれ以外の軟組織では細胞外にカルシウムがあり、細胞内にはほとんどカルシウムがないのが正常な状態である。

ところが、不健康な人の体では、軟組織の細胞内、あるいは血管内にカルシウムが蓄積していく。これが「異所性石灰化」であるが、この現象は、「脱灰」が異常に促進され、「再石灰化」が追いつかない場合に発生する。まさに、血液中にカルシウムがあふれ、居場所を間違えた結果だ。

居場所を間違えたカルシウムは、私たちの心と体にさまざまな病気をもたらす。それを体内のシステム別に示すと、

細胞内カルシウム過多と関係する症状

骨格系	骨折、骨粗鬆症、腰痛
筋肉系	便秘、運動失調、筋肉のけいれん、肉離れ、視力低下
神経系	めまい、てんかん、多動症、自閉症、うつ、不眠症、学習能力減退、月経前症候群(PMS)
免疫系	風邪、アレルギー、ガン、リウマチなど自己免疫疾患(免疫反応異常)
循環器系	突然死、心筋梗塞、脳卒中、高血圧
内分泌系	糖尿病、低血糖症、前立腺肥大、子宮内膜症、生理痛、生理不順

・骨格系……骨粗鬆症など→骨からカルシウムが溶け出してスカスカになる
・筋肉系……けいれんなど→筋肉がうまく弛緩せず、つねに収縮した状態になる
・神経系……てんかんなど→神経が過度に興奮し、その状態が続く
・免疫系……アレルギーなど→アラームが鳴り続け、免疫システムが混乱する
・循環器系……心筋梗塞など→動脈硬化や血管の狭窄《きょうさく》、血栓のリスクが高まる

といった感じになる。上の表を見ていただければ、悪玉カルシウムがかかわる健康問題の多さに驚かれる

ことだろう。

足の筋肉のけいれんやアレルギーなどで人の命が脅かされる心配はほとんどないが、悪玉カルシウムの影響はもっと広範囲に及ぶ。また、マグネシウムを適切に摂取すればすべて解決、ということならいいのだが、話はそれほど簡単ではない。要するに、悪玉カルシウムを生み出す要因は、何もマグネシウム不足だけにとどまらないということだ。

冷蔵庫に牛乳がないほうが健康になれる

さて、ここまでは、カルシウムの居場所の問題やマグネシウムの重要性について主にお伝えしてきた。マグネシウムの摂取については前述の通りとして、ではカルシウムをどのようにとるかということは、みなさんも気になるところだろう。

「えっ？　そんなの、牛乳を毎日飲めばいいじゃないか」

そんな声さえ聞こえてきそうだが、実はこれこそが、現代日本に根強くはびこる、とんでもない誤解なのだ。

カルシウムをとるために牛乳（乳製品）をとる必要はない、そして、それ以外のさまざまな問題を考慮すると、老けない骨と体をつくっていくためには、牛乳を飲む必要はない……。これが私の基本的な見解だということを最初にはっきり宣言した上で、ここからの話を進めていきたい。

ちなみに、これからの話は、ヨーグルトやチーズ、バター、生クリーム、アイスクリームなど、ありとあらゆる乳製品にもあてはまるものがほとんどである。牛乳や乳製品を妄信している人が多いからこそ、事実をしっかり受けとめてほしい。

牛乳には肝心のマグネシウムが含まれていない

牛乳にカルシウムが豊富に含まれているのは事実だ。牛乳100mlには、およそ110mgのカルシウムが含まれている。この数字だけを見ると、「やっぱり牛乳は優秀なカルシウム源だ！」ということになりそうだが、ちょっと待ってほしい。

カルシウムには「よき相棒」がいたはずだ。マグネシウムとセットになって、はじめて十分な働きができるということを思い出してほしい。そのマグネシウムの含有量が、牛乳は圧倒的に少ない。100mlあたり、わずか10mg程度でしかないのだ。

カルシウムとマグネシウムの摂取比率は、一般的には2対1が理想とされること、現代人のマグネシウム不足傾向を考慮すると、1対1にすべきというのが私の持論であることは、先ほどお伝えした通りだ。ところが牛乳の内訳ときたら、カルシウム110mgにマグネシウム10mg。実に11対1である!

欧米型の食事と共に牛乳をがぶがぶ飲み、飲酒やスイーツでストレス解消……といった生活を続けていると、どういうことが起こるか、みなさんにも想像がつくことだろう。そう、体内におけるカルシウムとマグネシウムの比率が大きく崩れてしまうわけである。

牛乳にはマグネシウムが少ない。この点だけでも、牛乳はカルシウムの摂取源として適切性を欠くというしかない。

カルシウムが悪玉化する2つの要因

カルシウムの悪玉化は、「脱灰」が異常に進み、「再石灰化」が追いつかなくなることではじまる。その要因は大きく分けて2つある。

ひとつはマグネシウム不足である。マグネシウムは細胞内のカルシウムを汲み出すほか、再石灰化にもかかわっている。つまり牛乳は、マグネシウムが極端に少ないという理由だけでも脱灰の促進要因となるわけだ。

もうひとつは、動物性タンパク質の過剰摂取である。タンパク質をとりすぎると、代謝産物として酸性物質が大量に生じる。すると、血液が酸性に傾き、それを中和するために骨からカルシウムがどんどん溶け出してしまう。

血液中のカルシウムの役割のひとつに「pHの調節」というのがあったが、まさにこれが該当する。任務を果たすべく骨から溶け出したカルシウムが、悲しいかな、異所性石灰化の要因となる。牛乳はれっきとした高タンパク食品だから、この点でも脱灰を促進する。

マグネシウム不足とタンパク質の過剰、この二大要因により、牛乳は体内のカルシウムを悪玉化させてしまうというわけだ。

乳糖が消化・吸収のトラブルを招く

せっかくなので、牛乳に関するその他の健康問題も紹介しておこう。

「牛乳を飲むとお腹がゴロゴロする」

「すぐ下痢をしてしまう」

そんな話をよく聞く。牛乳に〝弱い〟のは日本人の国民性ともいえる。なぜなら、牛乳の成分である乳糖という糖分の消化が、世界の中でも日本人はとりわけうまくできないのだ。乳糖を分解するのはラクターゼという酵素だが、この酵素の働きが欧米人に比べて悪い。

もっというと、日本人の場合、乳児期を除いてほとんどラクターゼは働かないのである。乳児期の赤ちゃんの食事は母乳だから、そこから栄養を十分に吸収する必要がある。母乳にも乳糖が豊富に含まれているから、ラクターゼがさかんに分泌されて消化吸収にあたる。

ところが、離乳の時期が近づくにつれてラクターゼの働きは弱くなり、成人になるとほとんどつくられなくなってしまう。要するに、お乳類の消化が不得手になるわけだ。これが、牛乳を飲むとお腹の調子が悪くなる大きな要因である。

食物アレルギーが「アレルギーマーチ」につながる

一方の欧米人は、酪農文化と共に、乳製品とは切っても切れない食生活を長きにわたって続けてきた。そうするうちに、大人になってもラクターゼが分泌されるような体の仕組みがつくられていったのである。

日本人と欧米人の間には、こうした遺伝子的な違いがあるのだ。牛乳を飲むことによる消化器系への負担は、日本人のほうがはるかに大きいのである。

うまく消化できないということは、牛乳の成分（主にタンパク質）が未消化のまま腸に到達してしまうことになる。これが食物アレルギーの要因にもなる。

通常、私たちが口にしたものは消化酵素が働いて細かく分解され、腸粘膜から吸収される。なぜ細かく分解するのかといえば、その食材が持っている「特性」や「情報」をなくし、人間用の材料へと変えるためだ。

このため、未消化のタンパク質は、人間にとっては異物、あるいは外敵となる。それが慢性的に侵入してくると、免疫システムはつねに戦闘モードになる。これが食物アレルギーを引き起こし、さらにはアトピー性皮膚炎やぜんそく、花粉症など、数々の「アレルギーマーチ」へとつながっていく恐れがあるのだ。

現代人にこれほどまでにアレルギーが蔓延《まんえん》しているのは、牛乳の影響が非常に大きいといえる。

牛乳中のホルモン類がガンを招く⁉

牛乳を飲むことによるさらに重大な問題は、体内のホルモンに影響を及ぼすということだ。牛乳は元来、子牛を育てるためのもの。そのため、子牛の発達に必要な成長ホルモンや、子牛の成長の促進に関係しているホルモン様物質が高濃度で含まれている。

それだけではない。乳牛には搾乳量を増やすために人工的な成長ホルモンが投与されているのだ。さらに、搾乳は出産した牛ばかりでなく、妊娠中の牛からもおこなわれる。人間と同様、牛も妊娠すれば血液中の女性ホルモン濃度が増す。当然、搾乳した牛乳には高濃度の女性ホルモンが含まれているわけだ。

牛乳を飲めば、これらのホルモン類が私たちの体に取り込まれる。それが、人間の体内でも成長ホルモンや女性ホルモンの作用をしてしまったり、ホルモン様物質の分泌を著しく亢進《こうしん》させてしまったりする可能性が指摘されている。

実際、牛乳が性ホルモン系のガン（前立腺ガン、乳ガン、卵巣ガンなど）の発症リスクを高める、という研究報告は海外ではいくつもなされているし、このことは日本の調査でも明らかにされているのだ。

2008年4月、厚生労働省の研究班は、乳製品の摂取が前立腺ガンのリスクと関連しているという報告を発表した。それによれば、乳製品の摂取がもっとも多いグループは、もっとも少ないグループに比べて、前立腺ガンの発症率が約1・6倍になったとされる。また、乳製品の摂取量が多いほどリスクは高まるとしている。

ちなみに、ここでやり玉にあげられていたのは、牛乳に含まれるカルシウムと飽和脂肪酸であったが、おそらく前述のホルモン類も関係していることだろう。

なお、新聞紙上で牛乳に〝警鐘〟が鳴らされたこともある。大阪府立成人病センター泌尿器科の医師・目黒則男氏による提言がそれで、前立腺ガンの危険因子として食事をあげた目黒氏は、肉、油物、砂糖と並んで「ミルク」を具体的な食材として記している。

殺菌処理で乳脂肪が酸化する

注意すべきはホルモン類だけではない。乳牛が感染症にかかれば、少しでも被害の拡大を防ぐために抗生物質を投与されることもある。その牛から搾乳された牛乳には抗生物質が含まれており、それを飲んだ人間にも影響を及ぼすことが考えられる。

また、エサになる牧草や飼料の栽培過程で農薬が使用されていれば、それが牛乳に混入し、飲んだ人間の体内に入る可能性もある。

さらに、牛乳の製造過程で生じる有害物質も忘れてはならない。

日本で売られている牛乳の大半は、「超高温殺菌」がおこなわれている。生の牛乳は雑菌が繁殖しやすいため、熱を加えて殺菌することで生産や流通の効率化を図っているのだ。

加熱殺菌の方法としては、低温保持殺菌法（63～65℃で30分）、高温保持殺菌法（75℃以上で15分以上）、高温短時間殺菌法（72℃以上で15秒以上）、超高温瞬間殺菌法（１２０

〜150℃で1〜3秒）の4種類がよく知られている。
日本ではこのうち、最後の「超高温瞬間殺菌法」が広く用いられている。これは、常温でも長時間の保存が可能となるからだ。この殺菌法は、英語のUltra-Heat-Treatedの頭文字をとって「UHT」と呼ばれている。

このUHTで処理された牛乳には、乳脂肪が酸化して生じた過酸化脂質が大量に含まれているのだ。食品中の過酸化脂質が体内に取り込まれると、血管内でとどまりやすい性質があることから、動脈硬化などのリスクが高まる。また、前立腺や乳房など、毛細血管が集中する組織で血管が詰まると、組織のガン化の要因にもなる。

なお、過酸化脂質ということでは、UHT以外にも生成につながる製造方法がある。それは、「ホモゲナイズ」（均質化）と呼ばれる方法だ。スーパーなどで安価に販売されている大量生産の牛乳は、ホモゲナイザーという機械でかき混ぜることにより、乳脂肪を細かく砕いて均質化している。この作業工程により、過酸化脂質がどんどんつくられてしまうのだ。

研究データが物語る、骨と牛乳の真実

さて、指摘をはじめるとまだまだきりがないのだが、牛乳の問題をひと通りお伝えしたところで、そろそろ「骨と牛乳の真実」について明かしておかなければならない。

ずばり、牛乳を飲むと骨が弱くなるのだ。

私が講演会などで「牛乳を飲んでも骨は強くなりません」というと、私の話を聴くのがはじめての人はかなり衝撃を受けるようだ。今まで体にいいと信じて飲んできたものを否定されるのだから、ある意味、それは仕方のないことだと思う。

しかしこれは、私が勝手に主張しているのではなく、数々のデータが物語っていることなのだ。その一部をご紹介しよう。

ハーバード大学では、７８０００人ほどの女性を対象に12年間、追跡調査をおこない、

乳製品の摂取と骨折の関係を検証している。その結果報告は次のようなものだった。

「骨折は乳製品を摂取するほど多く、大腿骨頸部骨折の増加の危険度は、乳由来のカルシウムに関係している」

同じくアメリカのイェール大学では、こんな研究発表がなされている。

「骨粗鬆症は乳製品や肉をもっとも多く摂取するアメリカ、スウェーデン、フィンランドがもっとも多い」

「1日1000㎎以上カルシウムを摂取するアメリカ移民黒人は、296㎎しか摂取しない南アフリカ黒人よりも、大腿骨頸部骨折が9倍多い」

以下、関連する研究報告をあげよう。

「動物性タンパク質をもっとも多く摂取していた女性は、植物性タンパク質を摂取していた女性よりも、骨量の減少と大腿骨頸部骨折のリスクが3・7倍高く、動物性タンパク質の摂取量を減らすことが骨粗鬆症には大切」（アメリカ国立衛生研究所、カリフォルニア大学の研究）

「乳製品の摂取が年齢の低い時期であるほど、高年齢になったときの大腿骨頸部骨折の危

険度を増加させる」（シドニー大学・ウエストミード病院の研究）

沖縄の百寿者は牛乳なしでも骨が丈夫

日本人を対象にした研究報告もある。

『THE OKINAWA PROGRAM』（2001年刊）というアメリカの書籍にまとめられたものがそれだ。著者は、ハワイ大学医学部講師のブラッドリー・ウィルコックス、沖縄県立看護大学講師のクレイグ・ウィルコックス、琉球大学医学部名誉教授の鈴木信《まこと》の3氏を中心とする研究チーム。

同チームは、世界に誇る健康長寿エリアである沖縄に暮らす人たちを対象に、25年もの歳月をかけてその秘訣を研究・調査したのである。そして、以下のことが報告された。

・沖縄の百寿者（100歳以上の人）は、乳製品をほとんどとらないのに、股関節の骨折率が非常に低い

・カルシウムの摂取が骨粗鬆症のリスクを軽減すると裏づけた研究がほとんどない
・乳製品をあまりとっていない地域ほど、骨粗鬆症がむしろ少ない
・乳製品や肉類といった高タンパク食品による脱灰の危険性を指摘
・カルシウムの摂取源としては、大豆製品や海藻類、キャベツやブロッコリーなどの植物性の食品を推奨

こうした諸外国や日本国内の研究、調査によって、牛乳の数々の問題点が指摘されているのである。

こんな生活習慣が骨折リスクを高める!

さてここで、次ページの表をご覧いただきたい。これは、1996年に、高齢の大腿骨頸部骨折患者を対象に日本でおこなわれた大規模調査の結果で、さまざまな生活習慣と大腿骨頸部骨折との関連性をまとめたものである。

大腿骨頸部骨折のおもな危険要因別オッズ比

オッズ比が１より大きい場合は骨折のリスク増、１未満の場合はリスク減。

要因	オッズ比
自力で入浴できない	2.09
２、３カ月の寝たきり	2.89
最近６カ月の不眠	2.44
脳卒中の既往症	4.68
コーヒーの多飲（１日３杯以上）	3.23
ヨーグルトの食習慣（１日１杯以上）	3.46
牛乳の飲用習慣（１日２杯以上）	2.14
チーズの食習慣（１日１切れ以上）	3.99
自力で家事がこなせない	1.54
糖尿病の既往症	1.98
貧血の既往症	2.08
肉類の食習慣（週２回以上）	1.59
薬物治療を受けていない	0.38
アルコールを適量飲む（１合未満）	0.61
魚をよく食べる（週３、４回）	0.60
運動をよくする	0.46
日本茶をよく飲む（１日３杯以上）	0.59
硬いものでもよく食べられる	0.70

（わが国の大規模調査による大腿骨頸部骨折の症例対照研究（概報）」より抜粋）

オッズ比というのは、ある事柄の起こりやすさについて2つの条件のもとで比較したものだ。オッズ比が1であれば、どちらの条件でも起こりやすさは同じで、1より大きかったり小さかったりすれば、どちらか片方の条件の場合に起こりやすくなることを意味している。

たとえば、表の一番上には「自力で入浴できない」という項目があり、オッズ比が2・09となっている。これは、自力で入浴できる人と比べた場合に、自力で入浴できない人では大腿骨頸部骨折のリスクが2・09倍になるということである。

これと同じように、1より大きい項目では、すべて骨折リスクが高まることになる。骨折が原因で寝たきりになるケースはよく知られるが、この表からは、寝たきりが骨折リスクを高めることもわかるだろう。また、糖尿病や脳卒中がリスクを高めていることからは、骨折とメタボとの関連性が改めて実感できる。

そして、やはり気になるのは食習慣の項目だ。世間では「骨を強くするためにカルシウムの豊富な牛乳や乳製品をとろう」と散々《さんざん》いわれているにもかかわらず、ヨーグルト、牛乳、チーズの食習慣はすべて、骨折リスクを大幅に高めている。それは、自力で入浴できなかったり、家事がこなせなかったりといった、いわゆるロコモの状態の人のリスクをも上回るほどだ。

また、肉類を週２回程度食べるだけでもリスクが高まっている。この項目など、みなさんの大半があてはまるのではないだろうか？

この事実からは、牛乳や乳製品、肉類が脱灰を促進することで骨粗鬆症を招き、結果として骨折リスクを高めているのではないかと推測できる。脱灰の問題は本当にあなどれないのだ。

一方で、運動習慣のある人や硬いものをよく食べる人（＝歯が丈夫な人）は、オッズ比が１より小さい。運動しない人ややわらかいものばかり好んで食べる人に比べて、骨折のリスクが低いということである。

骨を強くする油、弱くする薬

そして、肉類が週2回でもリスクを高めるのとは対照的に、魚を週に3〜4回食べる人ではリスクが下がっている。これは主に、青魚や亜麻仁《あまに》油などに多く含まれる「オメガ3」という種類の脂肪酸が関係していると思われる。オメガ3の脂肪酸としては、DHA（ドコサヘキサエン酸）やEPA（エイコサペンタエン酸）、α-リノレン酸などがよく知られている。

オメガ3の持つ実に多彩な健康効果は、私の他の著書でぜひとも確認してもらいたいのだが、実際、オメガ3が骨の強化にも役立つことは、海外の研究でも確かめられている。

オメガ3が骨の発達にどのような影響を及ぼすかについて追跡調査をおこなった、アメリカの研究がある。対象となったのは、16歳の少年78名。16歳、22歳、24歳の時点での骨密度を測定し、血液中の脂肪酸の濃度も分析するというものだった。

その結果、22歳のときの血中オメガ3濃度が高いほど骨密度が高く、16〜22歳までにつくられる脊柱の骨密度の増加に、オメガ3が大きく関与していることがわかったのだ。
細胞の働きをあらゆる面から円滑にするオメガ3。それは、何も知らない人からすると「カルシウムの棒」にしか見えない骨で、せっせと働いている破骨細胞と骨芽細胞においても例外ではないということだ。

そして、やや意外なところでは、薬物治療を受けていないということが、表の項目の中でもっとも骨折リスクが低い点に注目したい。逆にいえば、薬を安易に使用していると骨の健康にも悪影響を及ぼすということであり、こんなところからも「クスリのリスク」を痛感させられる。

なかったことにされた「衝撃の結果」

ところで、73ページの表は日本の調査結果であるにもかかわらず、おそらくこれを見たのははじめてだという人のほうが多いのではないだろうか？　とくに、牛乳や乳製品が骨折リスクを高めるという「衝撃の結果」が出ているだけに、本来であれば、これらが骨にいいと信じ込んでいる人たちに少しでも早く伝えるべきであろう。

繰り返すようだが、これは欧米からの限定的な情報ではなく、日本国内で高齢の骨折患者を対象におこなわれた大規模調査の結果であり、私たちに直結する非常に重大な情報なのである。

この研究は１９９６年の学術誌に掲載されたもので、発表されてからすでに15年以上もの月日が経過している。それなのに、テレビでも新聞でも、この調査結果が報じられた形跡は全く見当たらない。


しかも、この論文の結論では、「衝撃の結果」にもかかわらず、牛乳や乳製品に関する骨折リスクについては一言も触れられていないのである。

これほど素晴らしい研究が、なぜ日本で全くといっていいほど表沙汰にならず、高く評価されずにいるのか……。おそらく、これはある種の「アクシデント」だったのではないかと思われる。つまり、研究者らは当初、「牛乳や乳製品の摂取量が多い人ほど骨折リスクが低くなるだろう」と思い込んでいたのだろう。だからこそ、生活習慣の項目に牛乳や乳製品の名前をわざわざ入れたのである。

ところがふたを開けてみれば、牛乳や乳製品を習慣的に摂取する人ほど骨折リスクが高まってしまうという事実を、日本で証明してしまった。思いもかけず「大発見」してしまったわけである。あくまでも私の推測だが、これはまずいと思った御用学者たちは、その事実については言及せず、何事もなかったかのように振る舞った――。このように、背後で何かの力が働いたとしか考えられない。この論文が掲載された学術誌が、なぜか今では入手できなくなっているのは、はたして単なる偶然だろうか？

日本という国が病みに病み切っていることを痛感せざるをえない。なぜこのような状況がいつまでたってもまかり通っているのか、私には心底理解できない。

「脱・牛乳」の生活で健康長寿の人生を

自分の体は自分で守らなければならない。そのためには、メディアからまことしやかに流れてくる情報を決して鵜呑みにせず、幅広い情報の中から「これは」というものを自分で判断し、そして実践していく姿勢が絶対に必要である。

そしてその先にこそ、健康長寿で楽しい人生が待っているのだ。

私がこれまで、数多くのアスリートや著名人に対し、健康に関するアドバイスをおこなってきたことは先にも述べたが、彼らには一様に、まず牛乳を飲むことをやめるよう勧めている。ときには長年の〝牛乳信仰〟を改めてもらうのに苦労することもあるのだが……。

しかし、牛乳を飲まなくてもなんら問題はないことは、彼ら一人ひとりが自らの活躍をもって証明してくれている。それどころか、私がアドバイスする前よりもはるかにいいパフォーマンスを、それぞれの分野で発揮するようになっているのだ。

牛乳や乳製品は、料理や菓子類にも幅広く使われており、思いがけず摂取していることも多々ある。直接的な摂取については、意識さえすれば避けることが可能だが、こういった「間接的な摂取」をゼロにすることはなかなか難しいとは思う。

いずれにせよ、カルシウム摂取源としてではなく、あくまでも「嗜好品」として認識すべきだ。アルコールやコーヒー、タバコなどと同系列だと思っておけば、基本的に「とらなくてよいもの」「体に悪いもの」という意識が働くことだろう。

とにかく、老けない骨と体のためには、牛乳はとらないに越したことはない。

リンの過剰摂取も骨を弱くする

特定のミネラルのとりすぎといえば、リンについても注意が必要だ。

リンは、骨を構成する上で不可欠なミネラルである。骨や歯に貯蔵されたカルシウムが「リン酸カルシウム」という形であることからも、その重要性がわかる。また、リンは骨以外の場所でもさまざまな場面で活躍する、極めて重要なミネラルのひとつであることには相違ないのだが、現代社会ではむしろ「とりすぎ」に気をつけるべきなのだ。

実は、スーパーやコンビニで売られている加工食品の多くに、食品添加物として「リン酸塩」が用いられている。ぜひ一度、パッケージを手にとって原材料の表示を確認していただきたい。「リン酸塩」「リン酸Na」「ポリリン酸ナトリウム」といった表記は、すべてこれに該当する。「pH調整剤」にも、リン酸塩が含まれていることが多い。

リン酸塩の用途は実に幅広い。ハム、ソーセージやベーコンなどの肉加工品や、チクワやカマボコなど魚肉練り製品の結着力や保水性を高めたり、ジュースやコーラなどの清涼飲料の清涼感を出したり、果汁飲料の沈澱《ちんでん》を防いだり、調理パンやサンドイッチ類、その他出来合いの惣菜に、加工食品の保存や防腐を目的に、食品添加物として大量に使用されている。

リン酸塩は血液を酸性に傾け、それを中和するアルカリ剤として、骨からのカルシウムの溶出、つまり脱灰を促進してしまうのだ。

リンとカルシウムの摂取比率は1対1程度が適切であるとされているが、これらの加工食品ではリンの含有量がカルシウムに対して平均5倍くらいもあり、極端なものではなんと50倍にも達しているものさえ存在するという。

また、添加物としてではなく、もともとリンが多く含まれる肉類などにも気をつけなければならない。

リンが多すぎるエサで飼育した動物は、骨粗鬆症になることがわかっている。この理由は、腸管の中でリンがカルシウムと結合して、腸管からのカルシウムの吸収を抑制することが原因であると考えられる。骨やカルシウムのことは、本当にさまざまな視点から考えなければならないのだ。

砂糖のとりすぎも骨にダメージを与える

リンの他にもうひとつ、注意してもらいたいものがある。それは「砂糖」だ。精製された砂糖をとりすぎると、細胞内でのエネルギー生産がスムーズにおこなわれず、そこから乳酸という物質が発生する。この乳酸は血液を酸性に傾ける。その結果、中和のために骨からカルシウムが溶け出てきて骨が脆くなる。

また、このカルシウムが動脈中に堆積して動脈硬化が進行するなど、脱灰と異所性石灰化を促進してしまう。タンパク質の過剰摂取やカルシウムとマグネシウムのアンバランス、食品添加物（リン酸塩）のとりすぎなどと全く同じだ。

砂糖をはじめとする精製炭水化物の健康問題は、単に「太る」とか「糖尿病になる」といった次元の話ではないのだ。

「酸蝕歯《さんしょくし》」という言葉を見聞きしたことはあるだろうか。これは、清涼飲料水や果物ジュースなど、酸性の強い食べ物や飲み物の大量摂取を続けているうちに、歯のエナメル質が溶け出して穴が開いたり、歯がなくなってしまったりするものである。

つまるところ、骨における過剰な脱灰も、基本的にはこの酸蝕歯と同じことが骨で起こっているようなものだ。そういう意味で、いわゆる「甘い飲み物」は脱灰のリスクをはらんでいるといえる。このことをよく覚えておいてほしい。

知っておくべき骨粗鬆症薬の問題点

骨粗鬆症の予防や改善を目的に、医療機関でもっとも一般的に処方されているのが「ビスフォスフォネート」と呼ばれる薬である。この薬には、破骨細胞による骨吸収、つまり古い骨を溶かす作用を抑制し、骨芽細胞による骨形成を促進する作用がある。

ところが、これまでの複数の研究により、この薬を服用した人で異常骨折や顎《あご》の骨のトラブルなどが報告されているのだ。「骨をつくる薬」のはずにもかかわらず、である。

骨のリモデリングは破骨細胞と骨芽細胞による精緻《せいち》な連携プレーによって成り立っているわけだが、結局のところ、この薬はその連携を無理やり妨害しているにすぎない。破骨細胞も、別に骨にダメージを与えるために骨を溶かしているのではなく、骨の新陳代謝を促して私たち人間を生き長らえさせてくれているわけだ。極めて重要な、欠くことのできない生命活動のひとつなのである。

それなのにこの薬ときたら、破骨細胞に対する敬意のかけらもないのだから、問題が生じて当然である。

実は、ビスフォスフォネートの副作用は骨だけにとどまらない。不整脈などの心臓のトラブルや、炎症性の目の病気、さらには食道ガンや大腸ガンなどとの関連性も確認されているのだ。骨の健康を取り戻すためにと思って飲んだ薬が、骨を弱くするばかりか、全身の健康状態を悪化させる……。笑うに笑えない話だ。

ここまで、第1章、第2章とお読みになったみなさんは、「骨についてあまりに知らなかった」という思いがしてはいないだろうか。事実、「骨＝カルシウム」「カルシウム＝牛乳」と信じて疑わないという人が日本にはまだまだ多い。

私たちの健康について、骨という視点から見直す場合にとくに大前提となるのは、メディアや医療機関に誘導された「間違った常識」を払拭することだ。そしてその後は、骨の「質」にも注目する必要がある。

牛乳消費に反対しているアメリカのＮＰＯ団体「責任ある医療を目指す医師会議」の代

表を務める、ジョージ・ワシントン大学のニール・バーナード博士は、自著『命の食事』（原題『Food for Life』）において次のように記している。

「骨のカルシウムはホルモンによって厳密に制御されている。カルシウムを多くとったところで、ホルモンをだまして骨をつくらせることはできない。建設作業員に余分なレンガを運ばせたところで、設計されたものよりビルが大きくならないのと同じだ。ほとんどの人にとって重要なのはカルシウムを多くとることではなく、骨からカルシウムが失われるのを防ぐことなのだ……」

まるで、本書でこれまでにお伝えしたことのまとめのようにも思える。ここではさらに、「骨がどのような構造になっているか」をもう少し知っておく必要があるだろう。

次の章では、骨の「質」を高める方法についてお話しすることにしよう。

第２章のまとめ

●骨の健康を考える大前提として、全身60兆個の細胞の機能を最大限に引き出すことをまず考える。細胞レベルで体に必要な栄養環境を整えていくのが「分子栄養学」。

●カルシウムが細胞内に入ることで、生命活動をおこなう上で重要な酵素反応がスイッチオンになる。反対に、マグネシウムがカルシウムを細胞外へ出すと、スイッチがオフになる。カルシウムとマグネシウムの摂取バランスは、１：１がもっとも理想的。

●カルシウムは「量」より「居場所」が問題。カルシウムが本来あるべきでないところに蓄積すると、骨粗鬆症をはじめ、けいれん、アレルギー、心筋梗塞など、心と体にさまざま不調を引き起こす。

●牛乳や乳製品にはカルシウムが多く含まれているが、マグネシウムが極端に少ない。これらばかりを摂取していると、マグネシウムとのバランスが崩れる。

●動物性タンパク質の過剰摂取により血液が酸性に傾くと、それを中和するために骨からカルシウムが溶け出す。これも骨粗鬆症の一因となる。

第3章

コラーゲンが骨の質を左右する！

老化の元凶「糖化」から骨を守る方法

骨の「量」よりも「質」を高める時代へ

骨は、大きく分けて「鉄筋」と「セメント」で成り立っている。主にコラーゲンやケイ素（シリカ）などが網目状の鉄筋構造をつくり、そこにセメントとして埋め込まれているのがカルシウムやマグネシウムなどのミネラルである。

そして、カルシウムやマグネシウムでできたセメントをくっつける接着剤の役割を果たすのが、ムコ多糖類という物質である。構成比で見ると、結晶になったミネラルが約3分の2、コラーゲンやムコ多糖類などのタンパク質と水分が約3分の1、そして結晶の形をとらないミネラル、脂肪などがごく微量ずつ存在することによって骨が成り立っている。

骨粗鬆症や骨折のリスクを診断する指標として、「骨量」や「骨密度」がよく用いられる。骨量は、骨に含まれるカルシウムなどのミネラルの量のことで、この骨量を、基準となる面積や体積あたりで示したものが骨密度である。

どちらも「セメント」に注目しているわけだが、建物を想像すればわかるように、いくらセメントがぎっしり詰まっていたとしても、鉄筋がしっかりしていなければ、建物の安定性を保つことはできない。骨の場合もこれと全く同じで、セメント部分だけでなく、鉄筋部分のよしあしも骨の健康を大きく左右する。

このため、これからは骨の「量」よりも、むしろ骨の「質」のほうに重きを置く必要があるのだ。

ノーベル賞化学者が証明したシリカの重要性

ところで、骨の成分の中で耳慣れないものがあったのではないだろうか。おそらく、「シリカ」と「ムコ多糖類」は、みなさんにとってあまりなじみがないはずだ。いずれも老けない骨と体に欠かせない成分なので、骨の質の話をはじめる前に少し説明しておきたい。

ノーベル化学賞を受賞したドイツのアドルフ・ブテナント氏は、シリカがなければ生命が存在できないことを1939年に証明している。シリカは骨や関節のほか、血管、皮膚、毛髪、爪など、さまざまな組織の健康維持に必要不可欠なミネラルである。

これまでにもお伝えしたように、心身の健康問題の多くはカルシウムとマグネシウムのバランスが崩れていることから起こるわけだが、シリカはなんと、このカルシウムとマグネシウムのデリケートなバランスを回復する上で、重要な働きを担っているのだ。

中でも、やはり骨への貢献度は非常に高い。体がカルシウムを集結して使用するためには、シリカが必要なのだ。これは、シリカが骨の成長部分に多く、成長期や骨折治療中の骨に高濃度に集まっていることからも証明されている。

また、シリカは骨折の治癒を促進させるだけでなく、骨折した部分の損傷を軽減するという効果も知られている。カルシウムやマグネシウムのような明確な必須ミネラルではないものの、限りなくそれに近いミネラルだといえるだろう。

骨の構造と成分

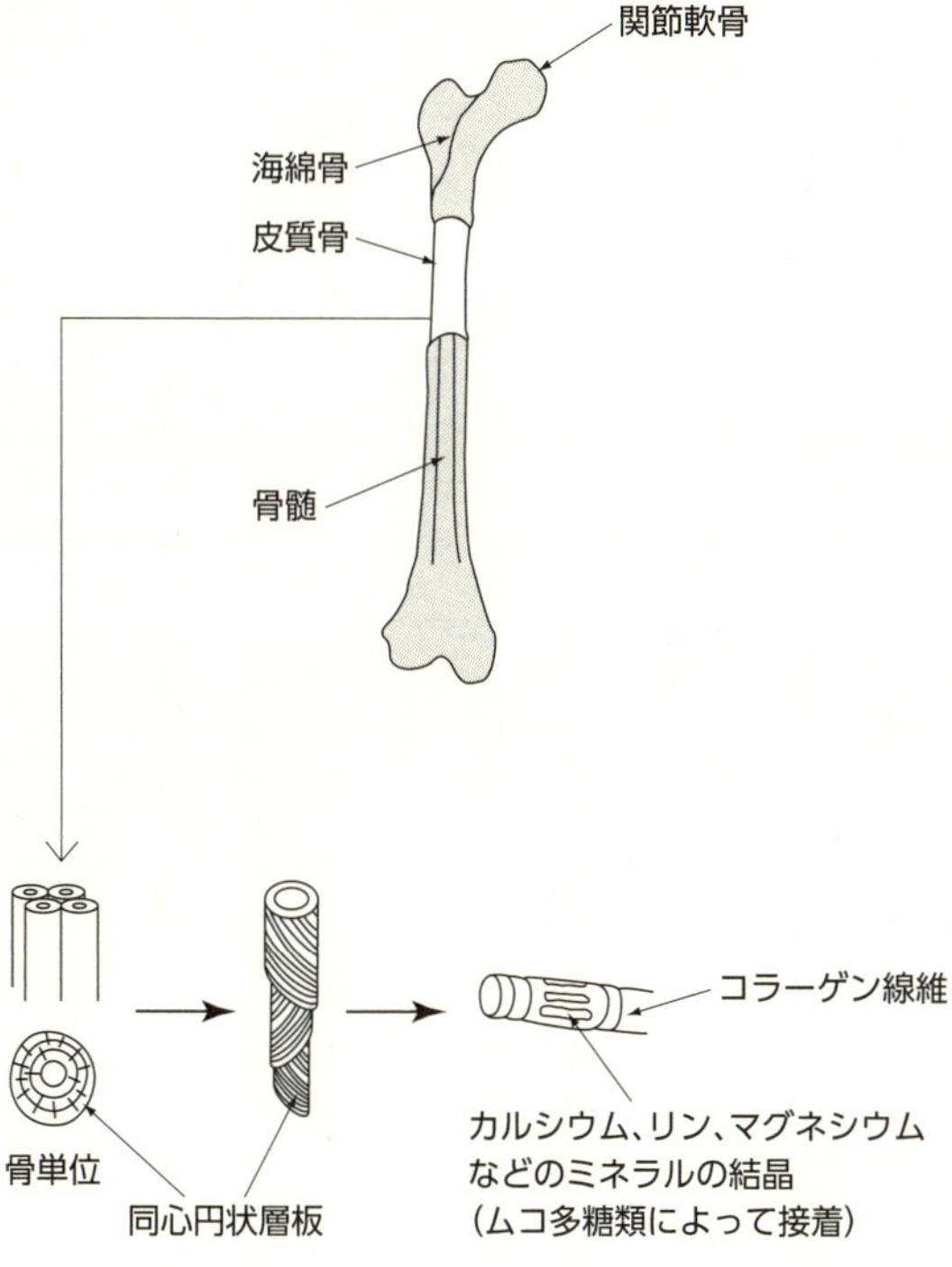

骨はカルシウムなどのミネラルのほか、コラーゲン、ムコ多糖類などのタンパク質などからできている。

全身を健康にするシリカの働き

シリカはコラーゲンを束ねて結合組織を増強し、コラーゲンの再生を促す。骨だけでなく、肌の結合組織もコラーゲンやムコ多糖類などで構成されていて、やはりシリカを蓄えているのが特徴である。

前述のように、シリカは毛髪や爪にも豊富に含まれているため、シリカが不足すると爪が割れやすくなったり、抜け毛などの髪の毛のトラブルを抱えやすくなったりするなどの症状があらわれる。また、シリカは歯のエナメル質を固くすることで、虫歯を予防し歯の健康を保つことにも貢献している。

血管に存在するシリカは血液の温度を保持したり、血管壁を構成する細胞膜の弾力性を維持したりしていると考えられている。また、コレステロールが血管に付着することを阻止し、動脈硬化を予防する働きなども知られている。血液の循環や血管の弾力を維持することは、まさに老けない骨と体をつくることに直結するから、シリカの持つ健康効果の大きさは計り知れない。

シリカは成人で１日あたり10〜40㎎が消耗されるといわれている。加齢とともに体内量が低下するため、老けない骨と体をつくるためには、食事を通じて十分なシリカを摂取する必要がある。近年の研究では、シリカはカルシウムの前駆物質なのではないかとされている。この研究によれば、骨中のシリカは必要に応じてカルシウムに変化する（これを「トランスミューテーション」と呼ぶ）というのだ。

あるミネラルが、体内で別のミネラルに変わる……。一般的な科学の知識では少し想像しづらい話ではあるが、現代科学は決して全知全能というわけではないし、われわれの常識の範疇《はんちゅう》を超えるような未知なる世界が、まだまだあるのかもしれない。

なお、**シリカは、昆布やハマグリ、ゴマ、パセリ、玄米、大豆などに多く含まれている。**

ただし、食べ物から吸収される量はあまり多くないといわれているので、シリカの未知なるパワーの恩恵を受けたい方は、サプリメントの併用も検討してみてはいかがだろうか。

シリカのサプリメントは、アメリカなどから個人輸入で手に入る。

骨と関節で大活躍するムコ多糖類

シリカの次はムコ多糖類である。ムコ多糖類（Mucopolysaccharides）はアミノ糖を含んだ多糖体（糖が鎖のようにつながったもの）で、ムコ（muco）という言葉にはネバネバしているもの、という意味がある。

ムコ多糖類の重要な働きには、骨のコラーゲンにミネラルを接着させる骨形成促進作用のほか、細胞同士をしっかりと結びつけて丈夫にする組織固定作用、それに、その優れた保水性によって、水分（体液）を媒介にして組織や細胞へ栄養分を供給し、老廃物を運搬するという、いわば「水路」のような役割などが知られている。

骨以外でムコ多糖類が大活躍する場所といえば、やはり関節をあげないわけにはいかな

なめらかな関節に欠かせないムコ多糖類

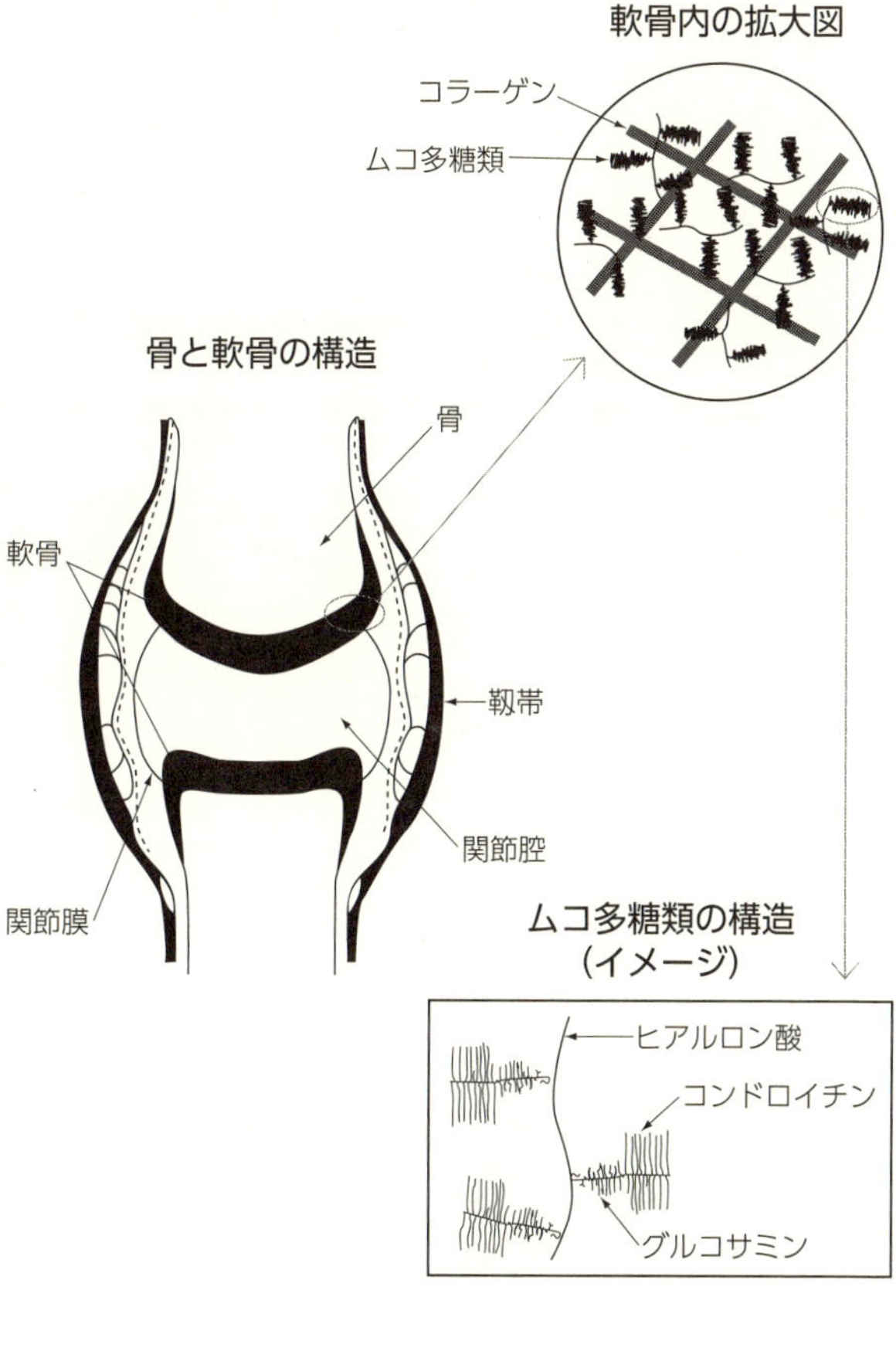

い。関節中で骨と骨が向き合った部分の軟骨には血管が通っていないので、栄養の供給は関節液を通じておこなわれる。軟骨には細い穴がいくつもあり、そこから関節液が入り込むことによって軟骨細胞を養っている。

この軟骨や関節液にはムコ多糖類が豊富に含まれており、栄養補給や潤滑作用、骨形成促進作用などの重要な働きを担っている。老化などによって関節のムコ多糖類が減少し、関節液が枯渇してくると、軟骨同士がこすれ合ってすり減ったり、炎症を起こしたりして、さまざまな関節のトラブルが発生するようになる。

また、関節のトラブルというと高齢者やアスリートが見舞われるもの、というイメージがあるかもしれないが、若い人でも、激しい運動などを経験していると軟骨にダメージを受けていることが多く、障害が起きやすくなる。油断は禁物だ。

ムコ多糖類は腰痛にも密接に関連している。若い頃は筋肉のトラブルに伴う腰痛が多いのだが、加齢と共に、ムコ多糖の減少による軟骨の老化や、腰の骨や関節の変形による腰痛などに変わってくる。これは、椎骨《ついこつ》と椎骨の間のクッションの役割をしている椎間板という軟骨が薄くなることからはじまり、次第に周囲の関節部分の変形へと進行する。

中年以降の女性に多い変形性膝《しっ》関節症も、軟骨がすり減って関節が変形してくる代表的な病気である。変形性関節症にかかると、手の指や膝、股関節、腰椎、首などに痛みを伴う症状があらわれる。要するに、ムコ多糖類もロコモ対策のカギを握る成分なのだ。

ムコ多糖類を多く含むのはヌルヌルの魚介類

では、そのような貴重な成分をどのようにとればよいのだろうか。ムコ多糖類は、魚や肉の皮の部分のほか、やはり人間と同じく、軟骨や骨、腱《けん》、内臓などに含まれている。具体的には、**アンコウやウナギ、ドジョウ、ナマコ、スッポンなどヌルヌルした部分の多い魚介類（このヌルヌルがムコ多糖類だ）や、カレイ、ヒラメ、エイ、アワビ、カキ、魚の目玉のまわりなどに豊富に含まれている。つまり、魚介類が主な摂取源になるということだ。**

ちなみに、中華料理の高級食材として知られるフカヒレやツバメの巣は、典型的な高ムコ多糖類の食品である。お目にかかった際には、ムコ多糖類のことを思い出しつつ、じっくり味わってほしい。

ただし、こういった食べ物はいずれも日常的に食べるものではないし、吸収面でもそれほど優れてはいない。それよりも、ムコ多糖類を体内で合成するための環境づくりをおこなうほうが得策だろう。

ムコ多糖類を体内で合成するにはマンガンというミネラルが欠かせない。なお、マグネシウムもそれをサポートするといわれている。**マンガンの摂取源として優れているのは、玄米などの未精製穀物や豆類。**マグネシウムのそれと見事に一致する。

マンガンが不足すると、ムコ多糖類の合成に支障をきたし、炎症性も高まる。マンガンは性ホルモンの合成にもかかわっているから、骨や関節の健康を維持増進する上でも致命的だ。

基本はやはり、「生命の鎖」を構成する栄養素であることを忘れてはいけない。

ビタミンDは「骨をつくるビタミン」

せっかくなので、先ほどの骨の成分には登場しなかったものの、骨の健康に欠かせない2つのビタミンについてもご紹介しておこう。

ひとつはビタミンDである。ビタミンDは、破骨細胞と骨芽細胞を活性化する、いわば「骨をつくるビタミン」だ。ビタミンDには、カルシウムやリンの働きを助けて骨や歯を丈夫にし、血液中のカルシウム濃度を一定に保つ働きがある。

具体的には、骨のリモデリングに必要なカルシウムを血中に動員するために、腎臓でのカルシウムの再吸収を促進すると共に、腎臓からの排泄を抑制するほか、骨代謝を吸収側（破骨側）に傾ける副甲状腺ホルモンの働きを抑制する働きがある。

ビタミンDが欠乏すると、幼児期にはくる病に、成人では骨軟化症になるということはよく知られている。くる病では、骨端の軟骨組織だけが成長するので、骨は体重や筋肉の緊張のため不均等な圧力を受け、関節の肥大、脚や脊髄の湾曲などが起こってしまう。一方の骨軟化症は、骨や軟骨の石灰化障害によって「骨もどき」ができてしまい、文字通り骨が軟化してしまう病気である。

これらのことからビタミンDとカルシウムの代謝との関係は古くから研究されていた。すなわち、小腸におけるカルシウム吸収の増大と、骨からのカルシウムの動員を促進する作用が、ビタミンDについて知られている主な働きである。

ビタミンDは主に皮膚において、日光に含まれる紫外線にあたることにより活性型ビタミンDへと変化する。太陽の光を浴びてビタミンDが活性化されてこそ、カルシウムは骨へと沈着するようになる。

そのためには、過度の紫外線によるダメージを避けつつ、適度に太陽の光を浴びることが必要である。

強力な抗ガン作用もあるビタミンＤ

この四半世紀で、ビタミンＤに関する研究は大きく進んだ。ビタミンＤの効用は骨の形成だけにとどまらず、ガンや感染症、自己免疫疾患の発症抑制のためにも重要であることがわかってきたのだ。

とくに、ビタミンＤには強力な抗ガン作用があり、免疫反応の重要な調節因子として働いていることを示す証拠が数多く見つかってきた。昔から、ガン病棟において朝日の当たる部屋の患者は予後が良好だといわれてきた。かつては経験則でしかなかったのだが、１９８０年代以降になって、ビタミンＤにガンを予防する効果があることが証明されてくると、日光を浴びる時間が長いほどガンの発生率が明らかに低くなっていくことが、多くの疫学的研究によって示されていったのだ。

１９８９年にカリフォルニア大学のガーランド兄弟が、血中ビタミンＤ濃度のレベルと大腸ガンの発生率との関係を研究した。アメリカ人25000人あまりを対象に10年間追跡調査した結果、血中ビタミンD濃度が高いグループは低いグループに比べて、大腸ガンの発生リスクが79％も低いという結果が出た。

その後、多くの学者の研究によって、ビタミンDは大腸ガンだけでなく、乳ガンや卵巣ガン、腎臓ガン、膀胱《ぼうこう》ガン、膵臓《すいぞう》ガン、食道ガンや胃ガン、口腔・喉頭ガン、それに白血病など、実に多くのガンのリスクを減らすことがわかってきた。

ビタミンDよりも「ホルモンD」と呼ぶべき!?

また、2004年にカナダのマギル大学の研究室が実験したところによると、免疫細胞にビタミンDを加えると、結核菌をはじめとするさまざまな細菌に対する防御作用が生じた。これは、結核に日光浴療法がなぜ有効なのかという、長年にわたる謎を証明する実験であった。

これに関連して、緯度の高い国ほど潰瘍性大腸炎やクローン病といった腸の病気の患者が多いことや、冬がはじまる季節に再燃する例が多いという傾向があることの理由として、日照時間の長短が関係しているのではないかと指摘されている。疾患発生率に季節変動があることには、太陽の光が大きく関係していると考えられるのだ。

前述のように、体内でビタミンDが合成される場所は皮膚である。食べ物に含まれるプロビタミンD（ビタミンDの前駆物質）が紫外線を受けて活性型のビタミンDに変化する。もし体内に活性型ビタミンDが十分であれば、日光を浴びても活性型ビタミンDがつくられることはない。逆に、プロビタミンDが不足していても、やはり日光浴をしたところで活性型ビタミンDはつくられないのだ。これは、活性型ビタミンDの合成は、脳下垂体から分泌されるホルモンによってコントロールされているからである。

このような理由から、ビタミンDをビタミンの仲間として扱うのは、厳密には正しくない。どちらかといえば、体内でつくられるホルモンのようなものなのだ。つまりは、近年になって見聞きするようになった「骨のためにはカルシウムと一緒にビタミンDもとりましょう」といったアドバイスも、このあたりのことがほとんど考慮されていない、至極いいかげんなものだといえる。

丈夫な骨づくりをサポートするビタミンK

もうひとつはビタミンKである。

骨は新陳代謝を繰り返し、日々つくり替えられている。その新陳代謝のメカニズムにかかわっているのが破骨細胞と骨芽細胞であることは、すでにお話しした。破骨細胞は酵素と酸で古い骨を溶かし、骨芽細胞は骨をつくる役割を担うことで、骨のリモデリングがおこなわれている。

ビタミンKには、骨に存在するオステオカルシンというタンパク質を活性化する働きがある。オステオカルシンがカルシウムと結合し、骨形成を促進するのだ。実際に、骨粗鬆症の人は血中ビタミンK濃度が低く、オステオカルシンの活性が低いことも突き止められていて、ビタミンKの投与で骨量が増加したという報告もある。

アメリカの女性７万人を対象に、10年間追跡した大規模研究では、ビタミンKの摂取量と大腿骨頸部骨折の関係が調べられた。その結果、ビタミンKを１日１０９㎍以上摂取した人はそれ未満の人に比べて、明らかに大腿骨頸部の骨折のリスクが軽減していたことがわかったのだ。

さまざまな高ビタミンK食品を知っておこう

ところで、この調査の対象となったビタミンKの摂取源は、なんとレタス。**１日１０９㎍のビタミンＫはレタス１００ｇに相当する。ちなみに、ここでいうレタスとは、日本でおなじみの球体のレタスではなくて、サラダ菜やリーフレタス、サニーレタスなどのタイプのものだと思われるが、これらのレタスだと１束分にもなる。**

「サラダ菜やリーフレタスは好きだけど、１日に１束も食べられない」

そんな声さえ聞こえてきそうだが、ご心配なく。この調査は次のような結果も示しているからだ。

「1週間に1回以上レタスを摂取した人は、1週間に1回未満しか摂取しなかった人に比べて、大腿骨頸部の骨折リスクは大幅に低い」

レタスに骨を強くする作用があるなど、思いもよらなかったという人も多いに違いない。日本でもさまざまな種類のものが手に入るので、積極的にレタスを食卓にのせていただきたい。

ただし、そうかといってレタスばかり食べる必要もない。ビタミンKの豊富な食品は他にもいろいろあるからだ。

たとえば、**納豆1パックで300㎍ものビタミンKがとれるし、菜の花や春菊といったほろ苦さが特徴の青菜類も、半束ほどで150㎍前後が賄える。海苔《のり》やニラなども優れた摂取源だ。**和の食材の素晴らしさにつくづく感謝したい。

コラーゲンには「善玉」と「悪玉」がある

さて、脱線がやや長くなってしまった。この章のメインテーマ、コラーゲンと骨の「質」の話に移ろう。

すでにお伝えしているように、骨の鉄筋部分としてのコラーゲンは極めて重要である。そして、骨の「質」は、このコラーゲンの「質」で決まるといっても過言ではないのだ。

実は、同じコラーゲンでも、善玉コラーゲン（善玉架橋）と悪玉コラーゲン（悪玉架橋）が存在する。

善玉のコラーゲンは、鉄筋部分の網目構造に不可欠な架橋結合がきちんと整っているため、弾力と強度がバランスよく備わっている。これに対し、悪玉コラーゲンでは架橋結合の秩序が乱れているために、弾力がなく強度ばかりが高くなっている。

「強度が高いのなら丈夫な骨になるんじゃないの？」と思われるかもしれないが、たとえば木の枝を想像してみてほしい。適度な弾力があるものは折れにくい一方で、ただ硬いだけの枝は、外からの力が加わるとポキッと折れやすく、意外に弱いものだ。

だからこそ、本当に骨を強くするためには、しなやかさと硬さの両方を兼ね揃えた善玉コラーゲンが絶対不可欠なのである。まずは、同じコラーゲンでも善玉と悪玉があることを覚えておいてほしい。

シワの多い女性ほど骨折しやすい⁉

一般的には、コラーゲンというと美肌成分としてのイメージが非常に強いのではないだろうか。コラーゲンやムコ多糖類はお互いに協力し合っているわけだが、皮膚は、その状態を自分の目でじかに確かめることのできる組織である。

たとえば、老いを自覚する代表的存在の「シワ」は、主に皮膚の弾力が失われることであらわれるもので、これまではコラーゲンが不足することなどが原因だと考えられてきた。

コラーゲンが骨の質を左右する

骨を建物にたとえた場合

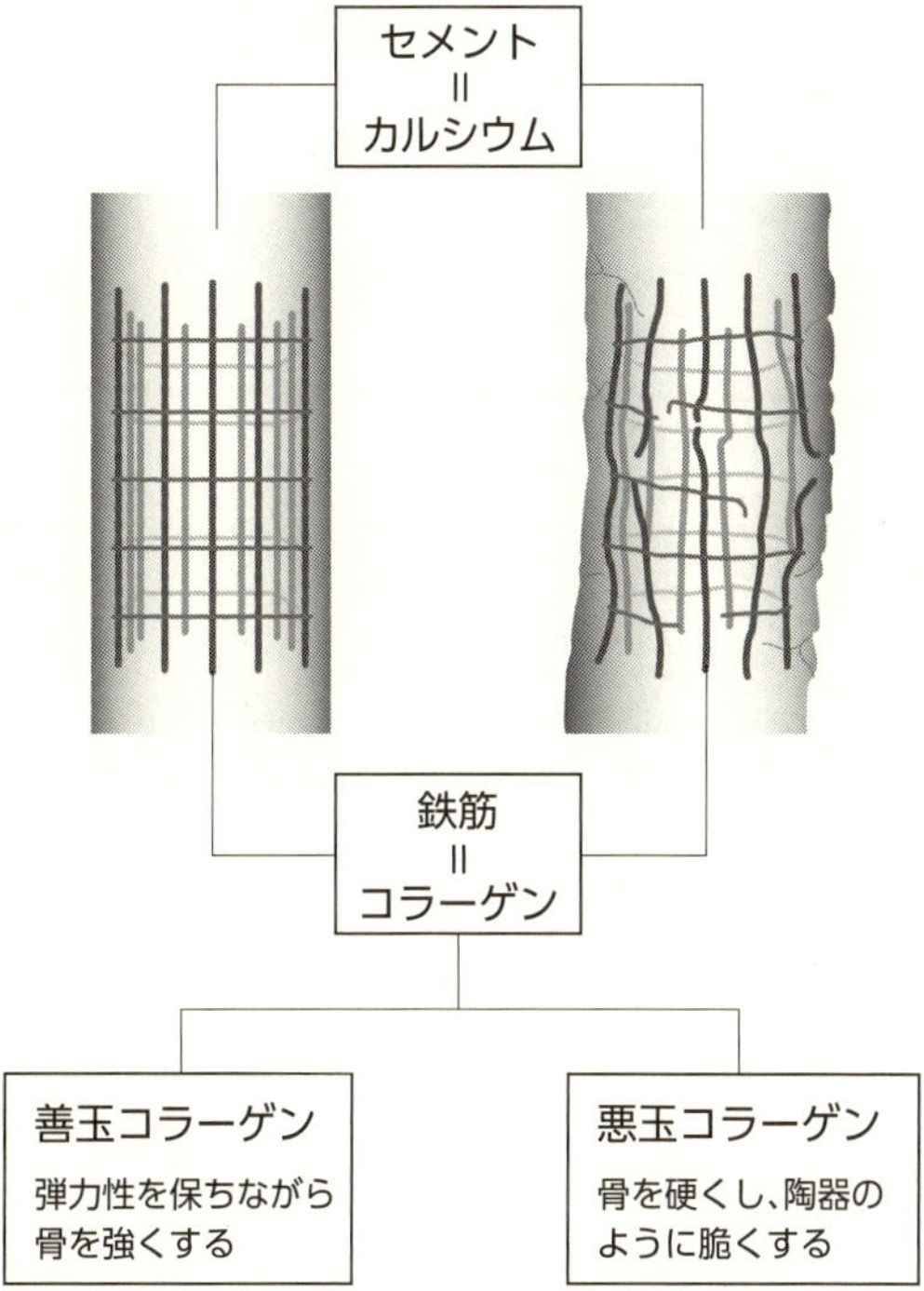

骨質を決めるのはコラーゲン。
骨密度検査ではカルシウムの量しかわからない。
骨密度が高くても、骨質が悪ければ骨折のリスクが高まる。

しかし、前述のような骨質への影響をふまえると、皮膚のコラーゲンが不足するというよりも、むしろ悪玉コラーゲンのせいで弾力が失われ、硬い皮膚になることでシワができやすくなるのではないかとも推測できる。

実際、それを示唆するような面白い研究結果も報告されている。なんと、シワの度合いや皮膚全体の質で、女性の骨折リスクが予測できるのではないかというものだ。

アメリカのイェール大学の研究チームは、被験者の女性に対して顔や首のシワを画像測定したほか、額と頬の皮膚の硬さを調べてみた。すると、皮膚のシワの深さが骨密度の低下に関連している一方で、皮膚が硬い人では骨密度が高くなっていた。

皮膚の弾力が失われるとシワができやすくなる。骨と同じく、その弾力の決め手はコラーゲンであり、研究チームも「皮膚と骨は、構築ブロックとなるタンパク質を分け合っている」と表現している。

つまり、皮膚の質と骨質は比例すると考えられるわけだが、シワが深いと骨密度が低いのに、皮膚が硬い人（コラーゲンの架橋結合が崩れている人）では逆に骨密度が高いということは、皮膚や骨の質（コラーゲンの善玉／悪玉）と、骨密度や骨量の間には関連性がないと判断できる。

これは、骨折リスクを左右するのは骨質であって骨量ではないということを意味しているように思われる。こうしてみると、体内のコラーゲンの合成（架橋結合）がきちんとできているかどうかが、全身の健康、そして老化度合いのバロメーターになっていることが伝わってくるだろう。

ビタミンCが皮膚にも骨にもよいわけ

皮膚の話でいえば、「ビタミンCが肌にいい」という話はみなさんもどこかで聞いたことがあるだろう。その理由のひとつは、太陽光からの過剰な紫外線による活性酸素のダメージを、ビタミンCが消去してくれるからである。もうひとつは、皮膚を形成するコラーゲンを体内で合成するのにも、ビタミンCが不可欠だからである。

そしてこれは、やはりコラーゲンが重要な役割を果たしている骨にもいえる。つまり、ビタミンCは骨の健康にも絶対に欠かせないということだ。

それは、アメリカの研究結果からも読み取れる。マウントサイナイ医科大学の研究チームは、ビタミンCが骨粗鬆症に対して活発に保護効果を示すことを、動物モデルによってはじめて示したのだ。

研究チームは、卵巣を摘出したマウス（これにより女性ホルモンによる骨形成作用が抑制され、骨密度が低下する）と、卵巣は無傷のままで「ニセ」の手術をおこなったマウスとを比較した。卵巣摘出マウスは2群に分けられ、一方には大量のビタミンCを8週間与えた。その後、マウスの腰椎、大腿骨、脛骨《けいこつ》の骨密度を測定した。

その結果、卵巣摘出後にビタミンCを投与されなかったマウスでは、卵巣が無傷のマウスに比べて骨密度が大幅に低下していたのに対し、卵巣摘出後に高単位のビタミンCを摂取したマウスでは、卵巣が無傷のマウスとほぼ同等の骨密度であったのだ。

実は、ビタミンCの高摂取が骨密度を高めること自体は、以前から知られていた。この研究ではさらに、ビタミンCが骨芽細胞を成熟させ、しっかりと石灰化の作業をおこなうようにする働きを持つことが明らかになったのだ。つまりビタミンCは、骨の「質」と「量」の両方を高めるのに役立つということになる。

研究チームは、「さらなる研究により、ビタミンCのサプリメントが人間の骨粗鬆症を防ぐのに役立つことが発見されるだろう」と締めくくっている。骨に限らず、ビタミンCの健康効果は枚挙に暇《いとま》がないほどだから、今からでも大いに活用すべきだろう。

「善玉コラーゲン」で骨を強くする秘訣

では、善玉コラーゲンと悪玉コラーゲンの違いは、いったいどこにあるのだろう。そのカギのひとつと考えられるのが、「ホモシステイン」という物質である。

ホモシステインは、メチオニンという必須アミノ酸が体内で代謝される途中で、本来であれば一時的にしか出現しない物質である。この代謝には、ビタミンB_6やB_{12}、葉酸といったビタミンB群が密接にかかわっていて、ホモシステインから再びメチオニンがつくられたり、別のアミノ酸（システイン）につくり変えられたりする。

しかし、これらのビタミンB群が不足することなどによって代謝がスムーズにいかなくなると、ホモシステインの状態のままで血液中に長くとどまることになる。このことが、私たちの健康を害してしまうのだ。

血液中のホモシステインが増加すると、心臓病やアルツハイマー病などのリスクが高まることは、これまでにもよく知られていた。しかし、東京慈恵会医科大学附属病院の調査によると、大腿骨頸部骨折を起こした高齢者では、そうでない高齢者に比べて骨の中に悪玉コラーゲンが多いこと、さらに、骨に悪玉コラーゲンが多い人では血液中のホモシステイン濃度が高まっていることがわかっている。

この調査では、骨に悪玉コラーゲンが多いと、いくら骨密度が高くても骨折を起こしやすくなることも示されている。つまり、骨量や骨密度ばかり測定して「年相応だ」と安心したり「年より若い」と喜んだりしていても、残念ながらほとんど意味がないということになる。

研究チームはさらに、骨粗鬆症患者は動脈硬化や心臓病などを合併しやすいこと、逆に、動脈硬化や高血圧、糖尿病などの人では骨折リスクが高いことも指摘している。やはり、骨折も立派なメタボのひとつであると考えるべきなのだ。

ホモシステインが与える骨と体への影響

なお、血中ホモシステイン濃度と骨折の関係については、海外の2つの研究でも確認されている。その研究はアメリカとオランダで別々におこなわれたのだが、奇しくも同じような結果がもたらされたのだ。

アメリカの研究では、血液中のホモシステインの量がもっとも多いグループともっとも少ないグループを比較したところ、男性では4倍、女性では1・9倍も、前者のほうが骨折のリスクが高かったことが明らかになった。

一方、オランダの研究では、高齢者の骨折の19％は血中ホモシステイン値が高いことが原因で起こる、と報告されている。


現時点で、ホモシステインと悪玉コラーゲンの因果関係については明らかになってはいない。しかし、ビタミンB群をしっかり摂取してホモシステインが血液中に長くとどまらないようにしていれば、悪玉コラーゲンの発生をおさえて善玉コラーゲンを増やし、弾力と強度をあわせ持った健康な骨づくりに役立つ可能性が大いにあるといえるだろう。

ホモシステインの生成には、動物性タンパク質の過剰摂取も関与している。肉類の多い欧米型の食事はもちろんのこと、牛乳や乳製品はこんなところでも悪影響をもたらしている可能性が高いわけだ。ビタミンB群の摂取に加えて、このような点にも十分に注意していただきたい。

骨を弱くするもうひとりの犯人＝「糖化」

ホモシステインに加え、コラーゲンの悪玉化に大きく加担しているものがある。そこに働いているのが「糖化」と呼ばれる反応だ。

糖化とは、タンパク質（を構成するアミノ酸）と糖が結びつく反応により、タンパク質が変性・劣化することをいう。結びつくといっても、生命活動の一環としてのものではない。体内で無秩序に生じるものであり、細胞にとっては迷惑極まりない反応なのだ。

糖化によってタンパク質と糖が結合すると、時間と共に次第にタンパク質の構造が変わり、初期には可逆性（もとに戻る性質）だったものが、後期にはガッチリと結合して離れなくなる。つまり、もとに戻らない不可逆性になるのだ。

その結果、本来のタンパク質とは似て非なる物質になる。これが「終末糖化産物」（ＡＧＥ＝Advanced Glycation End-products）と呼ばれるものである。

ＡＧＥを最初に発見したのは、１９１２年、フランスの化学者のルイ・メヤールである。彼は、アミノ酸と糖を一緒に加熱すると褐色になることを見出した。この反応は、彼の名前の英語読みをとって「メイラード反応」と呼ばれている。

たとえば、タマネギを炒めるとあめ色になるのもメイラード反応であり、最終的にはＡＧＥが発生していると考えられる。つまり、糖化という反応は、人の体内に限らずありとあらゆる場面で生じるものなのだ。

あふれた血糖が体内をＡＧＥだらけにしてしまう

人体のほとんどはタンパク質からできている。それは、筋肉や皮膚などに限らず、酵素やホルモン、細胞間を伝達する物質にいたるまで、無数にある。このため、体内で糖化が生じることによってこれらのタンパク質が変性すると、心身のあらゆる健康問題に直結することになる。

では、糖化をもたらす糖とは、どこにあるものなのだろう？　そう、それはみなさんにもおなじみの「血糖」である。血糖が多すぎると、血液中にあふれたブドウ糖が行き場を失い、挙句の果てには周辺のタンパク質に結合してしまうのだ。つまり、血糖値が高い人ほど、それだけ体内でＡＧＥが多くつくられることになる。

たとえば、赤血球の中のヘモグロビンで糖化が起きると、赤血球の機能が大幅に低下する。ヘモグロビンもタンパク質の一種であり、いうまでもなく、体の各組織に酸素を運ぶ役割を担っているわけだが、糖化を受けることでその機能を十分に果たせなくなる。全身の細胞が酸欠に陥る恐れさえあるのだから、その悪影響は実に甚大だ。

ちなみに、このように糖化を受けたヘモグロビンが、血液検査の項目などでも目にする「ヘモグロビンＡ1ｃ（ＨｂＡ1ｃ）」の正体である。要は、赤血球中のヘモグロビンがどのくらい糖化を受けているかを調べることで、高血糖の度合い、つまりは糖尿病かどうかを診断する目安になっているのだ。

血管壁の細胞膜が糖化のダメージを受ければ、血管が変性し、動脈硬化が進行する。糖尿病に伴う数々の合併症も、結局のところはすべてAGEの生成によってタンパク質が機能しなくなることによる。

体内で生じたAGEはさらなる糖化を招くことも知られているから、AGEがどんどん蓄積すれば、糖尿病性緑内障や手足の末端部分の壊死《えし》、腎臓のトラブルなどを連鎖的に発症する危険が高まっていくのである。

AGEの餌食となるコラーゲン

そして何といっても、体内のコラーゲンがその標的となることを指摘しておかねばならない。コラーゲンも、体内に存在する立派なタンパク質だからである。

コラーゲンは、体内にある全タンパク質のおよそ3割を占め、前述のように皮膚や血管、骨、軟骨を構成し、弾力性や柔軟性といった機能性を保つために重要な役割を担っている。

糖化が全身の健康を脅かすメカニズム

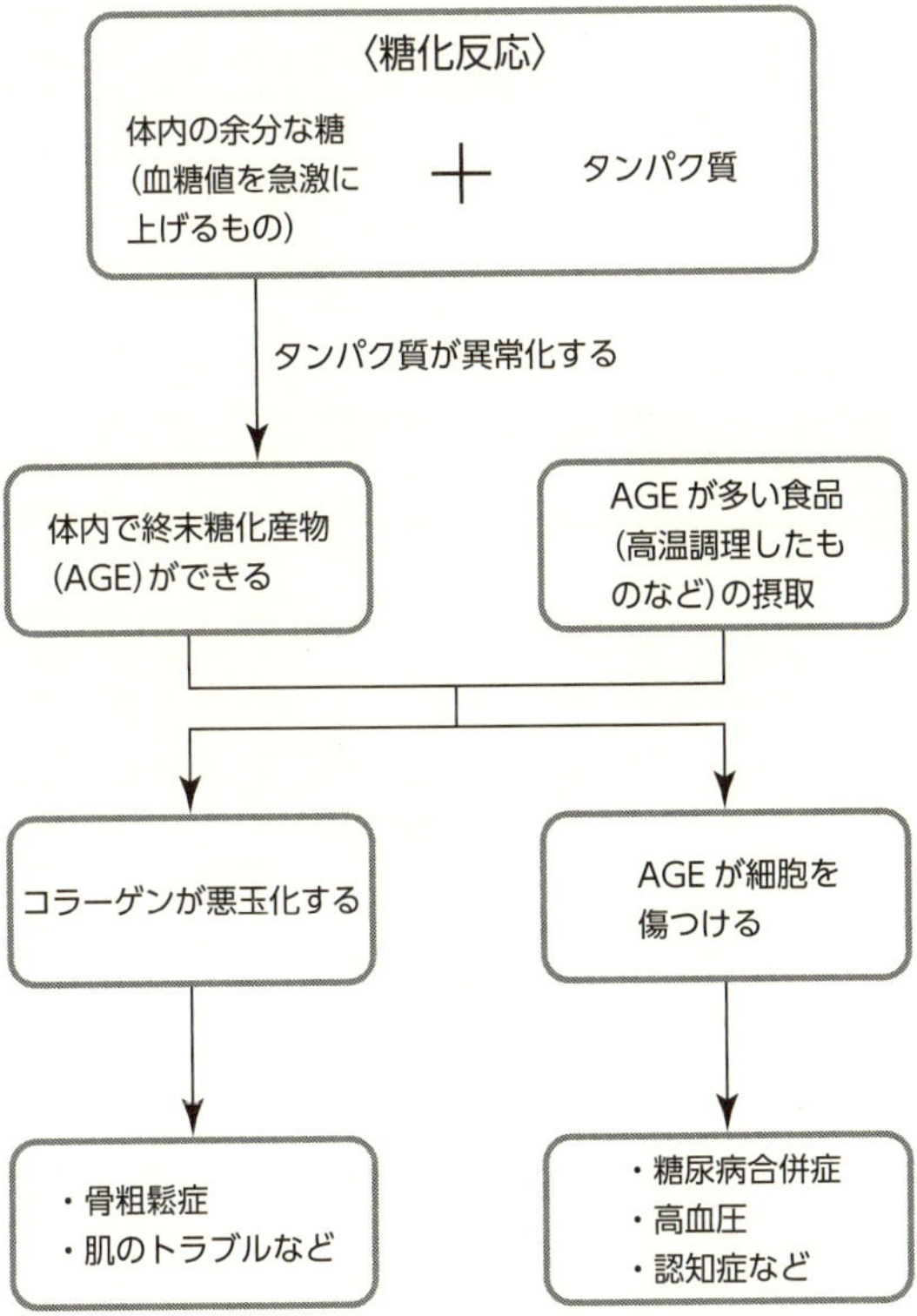

AGEが、さまざまな病気や老化を引き起こす。

コラーゲンを構成する3本のタンパク質の線維は「生理的架橋」と呼ばれるものでつながっているのだが、体内のAGEの多くも、タンパク質同士に不規則な橋を架けるように存在しているのだ。生理的架橋を「善玉架橋」と考えると、AGEによる架橋は「悪玉架橋」になる。

AGEが不規則にコラーゲンの線維を結合させると、コラーゲンの役割として不可欠な「張り」や「弾力」が失われてしまう。つまりは、皮膚の老化や動脈硬化、そして関節炎や骨粗鬆症、骨折なども、AGEによる悪玉架橋がその一因になっている可能性が高いというわけだ。

先ほど、皮膚のシワが骨折リスクに関係しているのではないかとする、興味深い研究結果を紹介した。「まさかそんな……」と思った人が多いかもしれないが、このように、糖化によるコラーゲンの悪玉架橋の促進メカニズムを知れば、「風が吹けば桶屋《おけや》が儲かる」といった話ではなく、その因果関係もすんなりイメージできることだろう。

脳が糖化のダメージを受けやすいわけ

糖化は脳の働きにも悪影響を与える。他の臓器に比べて脳はエネルギーをたくさん使うため、糖の要求量が多い。糖がエネルギーとして使われるためには種々の酵素によって代謝される必要があるのだが、このときに糖化のリスクも伴うのだ。

たとえば、脳の神経細胞が急激に減ってしまうアルツハイマー病も、糖化と深くかかわっている。アルツハイマー病患者では、前頭葉と呼ばれる脳の部位のタンパク質に、同世代の健康な人の3倍ものＡＧＥが蓄積していた、という検査結果が報告されているのだ。

高血糖のもとでは脳の血管も糖化を受けやすくなり、このことが脳梗塞につながる。脳を働かせるエネルギーとして必要不可欠な糖は、その一方で脳梗塞を招く原因にもなっているのである。まさに皮肉というしかない。

白内障は、眼球の水晶体が加齢と共に濁り、視力が低下する病気だが、その発生にもAGEが深くかかわっている。水晶体に生じた悪玉架橋が蓄積すると、構造が変化して透明性が下がり、白色から褐色に変化していくことで症状が悪化する。目は「外に飛び出した脳」と表現されるほど脳とつながりの深い器官だけに、これも糖化に伴う脳のダメージの一環だといえるだろう。

ガンの発症や転移ともかかわっているAGE

そして、AGEは細胞内の小器官にも生じることがわかっている。その最悪の事態が、遺伝子への影響、つまり「ガン」だ。

遺伝情報を格納している核の中のDNAにAGEが蓄積すると、ガンの発症リスクが高くなる。DNAを構成する成分のアミノ基が糖と結合してAGEを生成すると、DNAの修復や複製などに悪影響を及ぼし、エラーが生じてガン細胞の発生を招くと考えられる。

また、ガンの転移にもＡＧＥが関係している。ガン細胞の表面にはＡＧＥと結合する受容体があり、ここにＡＧＥが結合すると、ガン細胞の転移を促進する信号が出ることがわかっているのだ。

こうしてみると、本当に何から何まで、現代人が見舞われているあらゆる健康問題が糖化と深くかかわっていることがわかる。骨の質のよしあしが血糖値と関係していたなんて、みなさんは思いもしなかったことだろう。

ただし、糖化のもととなるタンパク質と糖は、私たちの体の構成成分である限り、そしてエネルギー源である限り、遠ざけられるものではない。つまり、生きている限りは糖化という現象と完全に無縁でいることはできないのだ。

そこで必要なのは、糖化をいかにおさえ込むかということであるが、そこには「どう食べるか」ということが大きくかかわっている。

老化の元凶「糖化」を防ぐポイント

糖化は、臓器にも、血管にも、皮膚にも、脳にも悪影響をもたらし、機能を衰えさせる。老化の元凶は糖化だといってもいい。逆にいえば、糖化を防ぐことが、老けない骨と体をつくるための極めて有効な手段になるといえる。

糖化の悪影響を防ぐためには、まずは血糖値を上昇させないことが大切だ。そのための食事のポイントは次のようなものになる。

▽マグネシウムやビタミンB群をしっかりとる
▽精製された砂糖や小麦粉をとらない
▽主食を白米から玄米にかえる
▽食物繊維を積極的にとる

ビタミンＢ群の中でも、ビタミンB_6には体内で糖とタンパク質が結合する初期の段階で、糖化産物の合成を阻害する作用がある。要するに、もとに戻らないＡＧＥになってしまう前に、タンパク質の変性を正しく回復させる働きがあるということだ。

また、ビタミンB_6は、腎機能の改善（血圧のコントロールや尿タンパクの低下）に有効であること、また、糖化によって起こっている脳の神経細胞のトラブル、とくにアルツハイマー病の予防や改善に有効であることも報告されている。

その他、糖化を防ぐ効果があると考えられているのは、ビタミンＣやビタミンＥ、ビタミンＫ、硫黄《いおう》などである。第４章でご紹介する食事法であれば、こういった栄養素すべてを、意識しなくても無理なく摂取することができる。ぜひともしっかり補ってほしい。

食品中のＡＧＥにも最大限の注意を払うべし

さて、ＡＧＥは体内で毎日少しずつつくり出されているわけだが、実は食事からも体内に入ってくる。炒めたタマネギがあめ色になるのはAGEのせいだと考えられることは、すでにお話しした通りだ。そして、こういった食品中のAGEが血液中に取り込まれると、体内で生じるAGEと同じように糖化のダメージをもたらすことも、数々の研究で確かめられている。

ただし、炒めたタマネギを食べるなといっているわけではない。これとは比較にならないほどの「高AGE食品」が、私たちの食生活にはあふれかえっているのだ。

たとえば、シリアルやスナック菓子など、袋詰めされた市販の食品は、高温・高圧の下で成型加工がおこなわれることが多く、このプロセスで糖化が急激に加速し、大量のAGEが発生しやすい。基本的に、「カリッ」「パリッ」とした食感のものは高AGE食品だと考えていいだろう。ジャンクフードはどこをとっても問題だらけだということだ。

また、AGEは「焼く」「炒める」「揚げる」といった高温調理によって爆発的に増えてしまうので、加熱せず生で食べられるものはなるべく生で食べ、「ゆでる」「煮る」「蒸す」

老化を引き起こすAGEは高温加熱調理で増える

（単位：kU）

卵（1個）	目玉焼き	1,240
	スクランブルエッグ	75
ベーグル（1個）	トースト	200
	そのまま	120
鶏肉（約80g）	グリルドチキン（網焼き）	5,200
	ポーチドチキン（ゆで鶏）	1,000
牛肉（約80g）	ビーフステーキ	6,600
	ビーフシチュー	2,200

「The AGE-less Way」ホームページを参考に作成
（http://theage-lessway.com/）

などAGEの発生がおさえられる調理法を工夫するとよいだろう。

上の表は、調理法の違いによってAGEの生成量が大きく異なることを示した例である。あくまでもアメリカの一般的な料理の例であって、卵やパン、肉類を食べましょうといっているわけではない。どんな食べ物であれ、調理法にも気をつけるべきということだ。

実際、食事由来のAGEを比較した場合、糖尿病患者では健常者に比べて1日の合計摂取量が多いこともわかっている。体内も食事も、低AGEを心がけることが大切なのだ。

血糖値を急激に上げない食材を選ぶ

糖化の害を防ぐべく、血糖値を上昇させない食べ方を考える上で、大いにヒントになるのが「ＧＩ（グリセミック・インデックス）」というものだ。これは血糖値の上昇度合いを示す指標で、ブドウ糖を１００としたとき、その食材がどれくらい血糖値を上げるかを見るものだ。ＧＩの数値が低い食材ほど、血糖値が上がりにくいということを意味する。

たとえば主食では、白米が83（１００ｇあたり、以下同）であるのに対して、玄米は55と格段に低い。パンも精製した小麦粉を使ったフランスパンは92、食パンは90と高いが、未精製のライ麦パン57、全粒粉パン49と、こちらは数値がぐっと低くなる。麺類ではラーメンの72に対して、ソバは58となっている。

野菜やイモ類を見ると、数値が高いのはジャガイモ89、ニンジン79、ヤマイモ74、カボチャ64など。逆に低いのがキャベツ25、ピーマン25、ブロッコリー24、モヤシ21などだ。

果物で数値が高いのはパイナップルの64、スイカの59、バナナの54など。低いのはイチゴ28、パパイヤ29、オレンジ30といったところだ。

肉や肉の加工品は、数値にそれほどの差はなく、ほとんどの食品が44～48の範囲に収まっている。

魚介類も一般的に使われるものには数値が50を超えるものはなく、比較的高いものでも、ウニの48、塩ザケの46、アジ干物の44といった程度。イワシ、カツオ、カレイ、サンマなどは、いずれも39となっている。

これらのGIは調理法や他の栄養素との組み合わせなどによって大幅に変わるため、あくまでも目安として考えるべきものだが、大まかには60以下のものを食べるのがよいとされている。この数字も、植物性食品（とくに炭水化物が多い食品）においてのみ参考にする程度で十分だ。

「食材そのまま」の食べ方を意識しよう

具体的な食べ方で注意しなければならないのは、一気に血糖値を上げるようなことは控えるということだ。

たとえば、喉《のど》が渇いたときに、糖分たっぷりのジュースや炭酸飲料をぐいぐい飲む。こんな飲み方をすると血糖値は急上昇する。高い血糖値は糖化を促進する。血糖値が140～150（㎎／dl）での糖化の進み方と、180～200での進み方とではまったく違うのである。

また、果物などはできるだけそのまま食べるのがいい。そのままなら含まれている食物繊維がまるごととれるが、ジュースなどにしてしまうと食物繊維が壊され、吸収スピードが上がってしまったりするからだ。

たとえば、ＧＩの高いパイナップルをジュースにして飲むより、低ＧＩのイチゴのまるかじりのほうが、体内での無用な糖化を防ぐのに役立つかもしれない。基本的には、どんな食べ物でも精製・加工されていない、「食材そのまま」であることが低ＧＩのポイントである。

とくに注意すべきは穀物（炭水化物食品）くらいだ。前述のように、ＧＩはあくまでも目安であり、難しく考える必要はない。むしろ、次の章で紹介する食事法に従ってさえいれば、全身の健康に役立つこと間違いなしなのだ。

第3章のまとめ

●「骨量」「骨密度」は、骨に含まれるカルシウムなどのミネラル量を測るもので、「骨質」まではわからない。そのため、骨密度が高くても、骨質が悪ければ、その骨は「丈夫」であるとはいえない。

●骨を建物にたとえると、セメント部分がカルシウムなどのミネラル、鉄筋の部分がコラーゲン。コラーゲンが「骨質」を決めている。

●タンパク質と体内の余分な糖が結びついて起こる「糖化」は、コラーゲンの質を悪くする。そのため、骨粗鬆症や肌の老化につながる。糖化は、高血圧、糖尿病合併症、認知症なども引き起こす。

●糖化を防ぐには、血糖値を急激に上げない食生活をすることがポイント。また、高温加熱などにより食品中の終末糖化産物（ＡＧＥ）が大量発生しやすいため、そうした食品をとらないようにする。

●カルシウム、マグネシウム、コラーゲン以外に、シリカ、ビタミンD、ビタミンK、ムコ多糖類といった栄養素や成分も、丈夫な骨をつくるために欠かせない。

第4章

メタボとロコモを防ぐ！

老けない骨と体をつくる「穀菜食」のすすめ

「穀菜食」がもたらす7つのメリット

ここまで、主に骨の健康について話をしてきたが、いつまでも健康で長生きをするためには、もちろん、骨だけが丈夫ならいいということではない。骨は健康を保つための土台だが、その上に脳や内臓が十分に働くということがあってはじめて、健康長寿が実現するのはいうまでもないだろう。

第2章で「きんさん、ぎんさん」の話をしたが、このご長寿姉妹が100歳を超えてからもジョークを飛ばすほどの健康な脳と、その脳に負けないくらい丈夫な内臓を持っていたことは間違いのないところである。

そこで、これまでのまとめも兼ねて、私が考える、骨から内臓、脳までを含めた体全体の老化を防ぐ食事法、「穀菜食《こくさいしょく》」のメリットを紹介しておきたい。それは、

①エネルギーが増加する
②思考がはっきりする
③消化と排泄能力を向上させる
④必要睡眠量が減少する
⑤うつが消える
⑥味覚が変わる
⑦健康を総合的に改善する

の７つである。

とるべきは「未精製」の「複合炭水化物」

なぜこんなことがいえるかというと、一言でいえば「炭水化物がもっとも重要なエネルギー源だから」ということに尽きる。タンパク質や脂肪は非効率で汚いエネルギー源だが、炭水化物は効率的でクリーンなエネルギー源なのだ。穀菜食とはつまり、良質な炭水化物が豊富な食事のことを指す。

炭水化物は英語でCarbohydorateという。主に炭素（carbon）と水素（hydrogen）でできた化合物、という意味である。炭水化物は「単純炭水化物」と「複合炭水化物」の2つに大きく分類される。砂糖などの精製された糖類が単純炭水化物で、穀物や豆類、イモ類などに含まれるデンプンが複合炭水化物である。

単純炭水化物が「とるべきでないもの」であることはすぐにおわかりだろうが、そうかといって、複合炭水化物なら何でもいいというわけではない。なぜなら、ひとくちに複合炭水化物といっても、精白小麦粉や白米のように精製された食品が摂取源となるものがあれば、全粒小麦粉や玄米などのように未精製のものや精製度合いの低いものもあるからだ。

私たちがとるべきはもちろん、後者の「未精製の複合炭水化物」を含む食品である。これらには食物繊維が豊富に含まれるほか、ミネラルやビタミン、抗酸化成分の宝庫でもある。

そして何より、体内でエネルギー源となるときに余計な「スス」や「ゴミ」を伴い、燃焼効率が決してよいとはいえない、いわば石炭のようなタンパク質や脂肪に比べ、炭水化物は非常にクリーンな燃料となる。つまり、ブドウ糖として血液から全身の細胞に運ばれ、脳や筋肉、中枢神経など、もっとも重要な器官や組織で直接的に働くのである。

そしてこのことは、とくに成長期の子どもにとっては絶対に欠かせない。このような器官や組織が正しくつくられる重要な時期に穀菜食を徹底すれば、運動面でも体力面でも、そして学力の面でも、子どもたちはびっくりするくらいに変わることだろう。

それにもかかわらず、今の子どもはいわば「病気を食べている」ようなものだ。その際たるは、白パンにマーガリン（有害なトランス脂肪が含まれる）、牛乳がセットになった学校給食である。つまりは、学校給食こそ、最優先で穀菜食にすべきなのだ。

近年では炭水化物がやたらと悪者扱いされている。その背景には、単純炭水化物と複合炭水化物、さらには精製した複合炭水化物と未精製の複合炭水化物をごちゃ混ぜにしてきた「間違った栄養学」の蔓延がある。もっというなら、未精製の複合炭水化物には目もくれず、炭水化物といえば精製されたものだという〝常識〟こそが、炭水化物への偏見を生み出してきたのだ。

日本で「ご飯」といえば茶色い玄米ご飯ではなく、精米した「白いご飯」であることなど、まさにこれを物語るものである。パンといえば精白小麦粉の白パン、麺といえば精白小麦粉でつくった麺が「普通」であるのも同じだ。

また、第3章の終わりでGIの話に触れたが、実はGIを気にしすぎる風潮も「炭水化物=悪者」という世間の認識に加担してしまっている。世間にあふれる炭水化物食品がことごとく精製されたものであるせいで、無用な「GI恐怖症」を生み出しているのだ。

そもそも、「穀菜食」から未精製の複合炭水化物をしっかりとるようにさえしていれば、GIのことなど考える必要はない。自然と低GIになっているからである。だからこそ私は、GIの話の最後に「難しく考える必要はない」とあえて述べておいたのだ。

＊　＊　＊

では、その穀菜食がもたらす7つのメリットを順番に解説していくことにしよう。

①エネルギーが増加する

私がサポートしているアスリートや著名人の方々には「良質な炭水化物をもっととるように」と勧めている。

彼らがそれぞれの舞台で最高のパフォーマンスを発揮するためには、正しい燃料が必要だ。ただし、炭水化物なら何でもいいわけではない。前述の通り、ＧＩの低い（精製度合いの低い）炭水化物食品こそが、アスリートや著名人だけでなく、私たちすべてにとって、クリーンでもっとも優れたエネルギー源となる。これこそが「穀菜食」なのだ。その具体的な内容やポイントについては後ほど説明する。

穀菜食には、ミネラルやビタミン、食物繊維が豊富に含まれている。このため、ＧＩが低く血糖値が緩やかに上昇することから、一定の時間をかけてエネルギー源が安定的に供給されることになる。しかも、糖をエネルギーに変えるために必要なミネラルやビタミンも十分にあり、さまざまな面でエネルギーの生産効率がアップするのだ。

ちなみにエネルギーとは、決して体を動かすためだけにつくられるものではない。全身60兆個の細胞一つひとつで営まれている、ありとあらゆる生命活動に絶対不可欠なものなのだ。だからこそ、②以降のメリットにもつながっていくわけである。

②思考がはっきりする

脳が働くためには多くのエネルギーを必要とする。体を動かしていないのに、頭をフル稼働させた後はぐったり疲れた……という経験がある方も多いことだろう。これぞまさに、細胞レベルでおこなわれているどのような生命活動にもエネルギーが必要だという事実を物語る、典型的な例である。

脳では、実に千数百億個もの神経細胞がネットワークを構築し、電気信号を通じて瞬時に、そして的確に情報伝達をおこなうことで、私たちの思考や感情が成り立っている。このような神経伝達がスムーズにおこなわれるためにはエネルギーが欠かせないし、同時に安定したエネルギー供給も必須となる。

隣り合う神経細胞に電気信号を伝えていくのが「神経伝達物質」と呼ばれるものだ。これにはさまざまな種類があるが、その大半はアミノ酸をベースに、ミネラルやビタミンがかかわることで脳内でつくり出される。これらの栄養素も、穀菜食に詰まっている。

穀菜食を続けていれば頭の回転が速くなり、よいアイデアが浮かんだり、仕事をスムーズに進められたり、勉強がはかどったりする。老けない骨はもちろんのこと、「老けない頭」「クリアな脳」をつくる上でも、穀菜食はなくてはならないものなのだ。

③消化と排泄能力を向上させる

食べ物に含まれるタンパク質、脂質、炭水化物の三大栄養素を分解し、有効利用するために、それぞれの分解にかかわる消化酵素が私たちの体内でつくり出されている。穀菜食を構成する生の野菜や果物、それに味噌や納豆、漬物などの植物性発酵食品には、消化を助ける食物酵素が豊富に含まれており、食べ物の消化を助けてくれるのだ。

食後、胃に血液が集中して眠いとか、頭が働かないといった経験はないだろうか？　実際、胃や腸で消化という作業をおこなうためにはエネルギーが必要だし、体内で消化酵素をつくり出すのにもエネルギーが欠かせない。つまり穀菜食は、エネルギーと食物酵素の供給という2つの面から消化をサポートしてくれる。

また、排泄という点では、穀菜食に含まれる食物繊維が大いに活躍する。水溶性の食物繊維は主に水分を保持することで、便のかさを増したり便をやわらかくしたりする。不溶性食物繊維は腸を適度に刺激することで、腸の蠕動《ぜんどう》運動をスムーズにする。食物繊維は腸内に生息する善玉菌の餌となるため、腸内環境を良好に保つ上でも重要だ。穀菜食に従ってさえいれば、水溶性と不溶性の両方の食物繊維を自然とたくさん得ることができる。いわば「総合高繊維食」でもあるというわけだ。

④必要睡眠量が減少する

「よく寝る人は健康の証」

世間ではそんなイメージがあるかもしれないが、実は大きな誤りである。それは、カリフォルニア大学と米国ガン協会が、１１０万人もの被験者を対象におこなった研究結果が証明している。その結果は、男女とも５～７時間の睡眠時間の人で死亡率がもっとも低いというものだった。

さらに注目すべきは、睡眠時間がこれより長い人でも短い人でも、死亡率が高まっていたことだ。睡眠中にも３００～４００kcalのエネルギーが必要となるため、寝すぎるとエネルギーの浪費につながる。おそらくこれが、「よく寝る人は死亡しやすい」理由の一端を担っているに違いない。

では、睡眠時間が短い人の場合はどうか。この調査の欠点は、睡眠の「質」に言及していないことだと私は考えている。睡眠は、その時間よりもむしろ質のほうが重要だからだ。「絶対に○時間は確保しなければ……」と思うのではなく、短時間でも充実した睡眠をとるようにすればよいのだ。

穀菜食を続けていると、長時間を費やさなくとも、一定の時間で質のよい睡眠が得られるようになる。睡眠中も血糖値が安定し、脳内での情報整理や成長ホルモンの分泌、ダメージを受けた組織の修復などがスムーズにおこなわれ、充実の睡眠タイムとなる。

そして、できるだけ早く就寝し、できるだけ朝早く目覚め、そして清々《すがすが》しい朝日を浴びるために外へ出てみてほしい。健康な骨を支えるビタミンDは、15分程度日光を浴びることによって活性化する。この状態をつくり出すのに最適なのが屋外での運動だ。ただし運動といっても、息の上がるようなハードなものである必要は全くなく、適度なウオーキングで十分だ。

骨に対するウオーキングの利点はビタミンDの活性化だけではない。運動を通じて骨に刺激が加わることで、骨形成が促進され、足腰や臀部、脊椎などの全身の骨が丈夫になるのだ。

さらにもう一点、筋力アップも見逃せない効果だ。骨や関節は筋肉によって支えられているが、筋肉が鍛えられれば骨や関節が正しい位置にサポートされて、しっかり収まることができる。日中、オフィスの中で長時間座ったまま仕事をしていたり、運動不足を自認していたりする人はなおのこと、朝日を浴びながらの早朝ウオーキングに取り組んでいただきたい。一度はじめればやみつきになること請け合いだ。

⑤うつが消える

日光の効用は骨だけに限ったものではない。早寝早起きで早朝にウオーキングをおこない、神々《こうごう》しいほどの朝日を浴びれば、体内時計（サーカディアンリズム）がきちんと整い、脳のセロトニン神経が活発に働くようになる。セロトニンは神経伝達物質のひとつであり、セロトニンが不足したり、正しく働かなかったりすることが、現代日本で多くの人が見舞われている「うつ」の大きな要因であることが知られている。つまり、穀菜食で質の高い睡眠を実現し、なおかつ早寝早起きが習慣になれば、うつの予防や改善に大きく役立つというわけだ。

また、穀菜食のメリットの②で、脳の神経伝達にエネルギーが不可欠であること、数々の神経伝達物質が思考や感情をつくり出していることもお伝えした。もちろん、セロトニンの材料も穀菜食から十分に得られる。

さらにいえば、神経伝達物質を受け取る装置（受容体）、これも神経細胞でつくられたタンパク質である。つまりは、メンタルヘルスの維持増進を目指すべく、これらすべての材料の供給源として最適なのが、穀菜食ということになる。

⑥味覚が変わる

極度に精製された高ＧＩ食品（砂糖や精白小麦粉）は、もはや食べ物ではなく「化学物質」あるいは「薬物」に近いことは、ほとんどの人が認識していないはずだ。これらに耽《たん》溺《でき》する傾向があること自体、つまり「砂糖依存症」や「小麦粉依存症」が起こりうること自体、そのことを如実に物語っている。こうするうちに、甘い物や小麦粉食品抜きでは生活が成り立たなくなる。みなさんにも思い当たる節があるのではないだろうか。

また、欧米型の食事やジャンクフードの類は、そのほとんどが脂っこいものや濃い味つけのものであり、いつの間にかそれに慣れてしまう。麻痺してしまう、といったほうがいいかもしれない。こういった食事は往々にしてミネラルやビタミンが絶望的に不足している。すると、味覚を司《つかさど》る神経細胞の働きが大幅に低下し、脂っこい味や濃い味でないことには、脳が「味がする」と判断しなくなるのだ。

一方の穀菜食は、総じて精製度合いが低く、素材本来の風味や食感が生かされているものが多い。濃い味つけや油まみれにしなくても、実に滋味あふれる献立ができ上がる。穀菜食で耽溺することはないし、適量で満足感が得られる。鋭敏な味覚が復活すれば、甘い物や味の濃いもの、脂っこいものへの渇望が弱まっていくことだろう。

⑦健康を総合的に改善する

①から⑥までお読みいただければ、「健康を総合的に改善する」ことなど、改めて説明する必要もないだろう。穀菜食であれば、「生命の鎖」――細胞が生命活動を営む上で、必ず食べ物から得なければならない栄養素群――を構成する、８種類のアミノ酸、20種類のミネラル、20種類のビタミン、２種類の脂肪酸のすべてを、最適な量とバランスを保ちながらとることができる。それに、ミネラルやビタミン以外のさまざまな抗酸化成分（有害な活性酸素を除去してくれる）の恩恵も受けられる。

肉類や魚などの動物性食品は、何らかの形で環境汚染物質などを取り込むリスクが高いが、穀菜食は必然的に植物性食品中心となり、有害物質の取り込みを最小限にできる。しかも、デトックス（解毒）に役立つ栄養素をまんべんなく得られる点も特筆に値する。加工食品と共に取り込みがちな食品添加物や有害な脂肪などの心配もなくなる。まさにいいことずくめである。

本書をお読みのみなさんは、現時点では、明確な病気に見舞われているという人は少ないかもしれない。しかし、何となく調子が悪いとか、いつもだるいとか、肩こりや腰痛がひどいとかいったように、心や体に何らかのトラブルを抱えている人は非常に多いのではないだろうか。穀菜食がすべてとはいわないが、たとえばこの食事に切り替えて毎日続けているうちに、いつの間にか不快な症状がやわらいでいたり、心身の充実感が高まっていたりするのに気づくはずだ。

エネルギー源だけではない！ 細胞に不可欠な炭水化物の役割

さて、「炭水化物といえばエネルギー源」というのが半ば常識のようになっているが、実はそれ以外にも非常に重要な役割を担っていることは、ほとんど知られていないのではないだろうか。それは、細胞膜に存在する「複合糖」としての働きである。

複合糖とは、糖タンパク質や糖脂質など、糖と他の栄養素で構成された物質の総称で、細胞膜の中に組み込まれている。複合糖にはさまざまな種類があり、それぞれに固有の情報を持っている。細胞膜に組み込まれた複合糖からは、細胞の外側（表面）に向かって糖が連なったもの（糖鎖）が突き出ていて、この糖鎖を介して次のような3つの働きがおこなわれている。

・自己と非自己（体内に侵入しようとする異物＝ウイルスや病原菌）を見分けて排除し、老化した細胞やガン細胞などを除去する免疫に働きかける

・外部からストレスが与えられたときに、神経細胞やホルモンバランスが乱れないように防御する
・損傷の自己再生、修復をおこなう

このように、神経系や内分泌系、免疫系などにおいて大きな働きをしている複合糖だが、1990年代までに、この複合糖を体内で合成するために不可欠な、8種類の「必須単糖」が発見されている。単糖とは、それ以上は分解できない最小単位の糖のことで、自然界には約200種類の単糖類が存在している。そして、そのうちの8つのみが複合糖を構成していることがわかっているのだ。

これらの必須単糖は、玄米のほか、豆類や野菜、果物、種実類、海藻類、キノコ類をまんべんなく食べることで、はじめて得ることができる。炭水化物が決して穀物やイモ類だけに含まれているわけではないことは、155ページの図を見ても明らかだろう。

複合糖の合成に必要な8つの必須単糖

必須単糖	必須単糖を含む多糖類	主な摂取源
1　ブドウ糖（グルコース）	スクロース・でん粉・乳糖・マルトース・セルロース・グリコーゲン・樹脂・トレハロース・βグルカン・ヘミセルロース	果物・野菜・ナツメ・レーズン・ニンジン・パイン・イチジク・ハチミツ・米・イモ・穀類・キノコ・種・サトウキビ
2　ガラクトース	乳糖	母乳・ニンジン・ケール・レタス・豆・種・トマト・大麦・赤ワイン・海藻
3　マンノース	植物樹脂・グルコマンナン・ヘキストサン	種・アロエ・ニンジン・ケール・ルバーブ・アスパラガス・ブロッコリー
4　フコース	植物樹脂	フラックスシード
5　キシロース	植物樹脂・ペントサン・キシラン・アラビノキシラン	穀物の殻（玄米）・種・ニンジン・ケール・赤キャベツ・カリフラワー
6　N-アセチルグルコサミン	植物樹脂・キトサン・カイチン・オリゴ糖	種・豆・海藻・菌類
7　N-アセチルガラクトサミン	オリゴ糖	母乳・豆・ネギ・キャベツ・ゴボウ・バナナ
8　N-アセチルノイラミン酸	オリゴ糖	母乳・豆・ネギ・キャベツ・ゴボウ・バナナ

食物繊維を含む単糖・多糖類は、腸の状態を整え、栄養吸収率を上げる。
糖類はエネルギーとしてだけでなく、体の構成や機能を維持するために必要。

今こそ「正しい炭水化物」の意味を学ぶべき

ところで、これほどまでに重要な炭水化物にもかかわらず、なぜか悪者扱いする風潮が根強い。近年ではダイエットや糖尿病対策として炭水化物（糖質）の摂取を減らす食事法、いわゆる「糖質制限」が流行っている。

「アトキンスダイエット」の名前は、みなさんもどこかで一度は見聞きしたことがあるのではなかろうか。アメリカのロバート・アトキンス博士が考案し、かつては世界的なブームを巻き起こしたもので、「低炭水化物ダイエット」「低インスリンダイエット」などとも呼ばれている。基本的には、炭水化物が肥満や糖尿病といった諸悪の根源であるという認識から、炭水化物食品を毎日の食事から徹底的に排除するも、タンパク質や脂肪については気にしなくてもよい……という食事法である。

実は、あまりに極端な方法であることや、考案者のアトキンス博士自身が死亡時に心臓病を患っていたこと、実践者の間に健康状態の悪化などが見られたことから、アトキンスダイエットに関しては以前から議論や批判が絶え間なく続いていた。そして2012年6月、この食事法が皮肉にも心臓血管疾患のリスクを高めること、つまり「間違った食事法」であることを、ハーバード大学などの合同研究チームが改めて明らかにしたのだ。

炭水化物の摂取を極端に制限するこのような食事法が極めて危険であることは、私自身、講演会や著書などを通じてこれまでに何度もお伝えしてきた。ところが、いまだにたくさんの人が糖質制限をおこなっているのが現状だ。

事実、私の周囲でも多くの人がやっているのを知って驚いたことがあるし、スポーツ界でも「炭水化物はよくない」と信じ込んで糖質制限をおこなっては、ケガや故障を繰り返すなど、コンディショニングに失敗しているケースをよく見かける。

要は炭水化物の「質」が重要なのであって、どんな炭水化物でも一緒くたにして悪者扱いするなど、ナンセンスもいいところであり、物事を部分でしか見ていない証拠だ。糖質制限は体に悪いものなのだということを、みなさんにも再認識していただきたい。

穀菜食が病気にならない体をつくる

２０１２年5月、九州大学の研究チームは、マグネシウムの摂取量が増えるにつれて糖尿病の発症率が低下することを報告した。この研究では、糖尿病予備軍の人ほどマグネシウム摂取効果が高いことも分かっている。

50年以上も続く疫学研究の結果であり、しかも、日本人を対象としたこの手の研究報告はこれが初とのことで、かなりの脚光を浴びたようだ。だが、私からしてみれば、「そんな当たり前のこと、今頃になって何を騒いでいるのだ⁉」といった印象を抱くにすぎなかった。というのも、糖尿病に対するマグネシウムの効果は、海外に目を向ければとっくの昔に示されているのである。すでに「常識」といってもいいくらいだ。

たとえば、マグネシウムをもっとも多く摂取していたグループではもっとも少ないグループに比べ、糖尿病の発症リスクが男女とも3割以上も低かったことは、ハーバード大学がおこなった12万人超の大規模研究で明らかになっている。またその後、複数の研究結果の解析をおこなうことにより、マグネシウムの摂取量が１日１００mg増えるごとに、糖尿病のリスクが15％減少することなども示唆されているのだ。

ところで、**マグネシウムの摂取源として優れているものといえば、玄米などの未精製穀物や豆類、青菜類、それに海藻類などがあげられる。これらはよくみると、実はカルシウムの摂取源としても非常に優れている（１６９ページの表）ばかりか、理想の炭水化物の摂取源である（１５５ページの表）ことにも気づく。**

ずばり、これこそが穀菜食の素晴らしさである。骨を含め、心身の健康のカギはここにある。すべての現代人が脅かされているといっても過言ではない、心臓病やガン、認知症のほか、子どもの犯罪や学習能力にいたるまで、あらゆる問題の予防策や解決策は、穀菜食の中にあるのだ。

先ほど、穀菜食のメリットの７番目として「健康を総合的に改善する」ことをご紹介したが、まさにこの一言に尽きる。これ以上に最高のメリットなど、他にあるだろうか？

存分に恩恵を受けたい「豆の健骨パワー」

骨について、もう一度おさらいしておこう。

第1章から第3章でもお伝えしたように、骨粗鬆症は、「骨からカルシウムが失われる因子」と「骨からカルシウムが失われるのを防ぐ因子」によって、そのリスクが決定づけられる。前者をいかに少なくし、後者をいかに増やすかが骨粗鬆症予防のカギとなるわけであるが、戦後の日本の栄養学は、骨の健康に関するこのような大切なポイントを全くといっていいほど考慮していない。「カルシウムさえとっておけばいい」と頭から思い込んでいる。こんな有様だからこそ、骨粗鬆症患者が一向に減らないのだ。

とくに後者「骨からカルシウムが失われるのを防ぐ因子」を知っておくことが現代人にはとても重要なわけだが、その代表的存在が、ここまでで何度も登場したマグネシウムと、もうひとつ忘れてはならないのが植物エストロゲン（ファイトエストロゲン）である。そして、両者を豊富に含むものが「大豆」だ。

第2章で、沖縄の百寿者は牛乳を飲まなくても骨が丈夫であるという研究結果を紹介したが、この結果を示した研究チームは、「骨からカルシウムが失われるのを防ぐ因子」として、日光を適度に浴びることによる血中ビタミンDの上昇や、中高年層が体をよく動かしていることに加え、植物性食品に含まれる数々の有用成分（ファイトケミカル）が沖縄の人たちの骨の健康をサポートしていることも突き止めている。

とくに、〝天然のエストロゲン〟こと植物エストロゲンが骨密度を高めることを示したエビデンスは、同チーム以外にもこれまでに数多くの研究によって何度も裏づけられてきているのだ。

たとえば、アメリカのシンシナティ大学がおこなった研究では、1日に60〜70㎎の大豆イソフラボン（天然のエストロゲンの代表格だ）で骨密度を顕著に増やせることを確かめている。この量の大豆イソフラボンは、豆腐4分の1丁や納豆1パック程度で十分に摂取できるレベルであり、何も「両手にあふれるほどの大豆を毎日食べなさい」というような、非現実的な話ではない。

また、ワシントン大学の研究チームは、大豆イソフラボンをもっとも多く摂取するグループではもっとも少ないグループに比べ、股関節の骨密度が8％、腰椎では13％、それぞれ高かったことを報告している。骨は「量」だけでなく「質」も大事だと述べてはきたが、骨密度が2～3％ほど増加すれば骨折リスクは大幅に減少することが知られているだけに、この差異は決して小さなものではない。

女性の場合、閉経と共に女性ホルモンによる骨の保護効果が大幅に低下し、骨からカルシウムが失われるスピードが加速する。豆類、とくに大豆や大豆製品を毎日の食事に積極的に取り入れ、「骨からカルシウムが失われるのを防ぐ因子」を意識して増やすべきだ。

肉を食べなくても強靭な体だった戦前の日本人

「一日ニ玄米四合ト味噌ト少シノ野菜ヲタベ……」

これは、かの宮澤賢治の詩「雨ニモマケズ」の一節である。当時とは1日の活動量や生活スタイルも大きく異なるとはいえ、今の日本で「一日四合」もの米、しかも玄米を食べる人など、おそらくいないだろう。

かつてオリンピックで活躍した、織田幹雄氏や南部忠平氏、古橋広之進氏らは、1日5合の玄米を食べていたことが知られている。さすがアスリート、宮沢賢治をも上回る量である。

戦国時代の武将たちは、40kg以上にも及ぶよろいやかぶとを身につけて何日も山野を駆け巡り、不眠不休で戦うことができたという。ポルトガルから来日した宣教師のルイス・フロイスは、武将たちの食事が玄米や野菜を中心とした「質素な食事」であるにもかかわらず、このような強靭《きょうじん》な体力を発揮していることに驚き、自国にも報告している。

また、ドイツ人医師のエルヴィン・ベルツは、人力車での長距離移動を楽々とこなす車夫の体力に驚嘆し、車夫が食べていたという玄米、梅干し、たくあんなどの「粗食」の代わりに肉類中心の欧米型の食事を与えれば、さらに体力が増すだろうと考えた。ところが、食事を変えられた車夫はだんだん疲労して走れなくなり、ついにはいつもの食事に戻してほしいと訴えてきたというのだ。そこで食事を「粗食」に戻したところ、再び長距離移動を難なくこなすようになったそうだ。

ちなみに、1900年代初頭のドイツでは、ベルリンやドレスデンなどで、「100キロマラソン」や「200キロマラソン」という超長距離走の大会が開催されていたそうだ。その過酷さたるや、我々の想像にも及ばないのだが、この大会では、なんと上位者すべてが「穀菜食」をおこなっていたというのだ。もちろん、それぞれの大会には「肉食」の人も多く参加していた。ところが、彼らの中に上位入賞者はひとりもいなかったそうだ。まさに、穀菜食がタンパク質や脂肪とは異なる「クリーンなエネルギー源」であることを物語る、実に興味深いエピソードではなかろうか。

このように、戦前までの日本の食生活は穀物と野菜が中心だった。玄米を主食に、大豆や野菜などの植物性食品を副菜としてとるのがその主な内容だが、日本人はこうした食生活から必要な栄養素を摂取し、体をつくってきた。もちろん、骨も然りである。

タンパク質、脂質、炭水化物の三大栄養素すべてを、米や豆、野菜からとる。タンパク質というとどうしても肉や魚などの動物性食品を思い浮かべがちだが、どっこい、大豆や米もタンパク源として非常に優秀な食品である。そして玄米は、白米のようには精製されておらず、ミネラルやビタミンも豊富であるため、「一日四合」の玄米が栄養素の中核を担ってきたと考えられる。

しかし、戦後は大きく様変わりする。タンパク質の摂取源は植物性から動物性に変わり、炭水化物は、ミネラルやビタミン、食物繊維を削ぎ落として精製された食品からの摂取が主流となっていく。昔の人の食事内容は40～80％が植物性食品だったが、今では14％程度にまで減少しているという。まさに、戦後の間違った栄養学が戦前の誇るべき穀菜食文化をメチャクチャにしてしまったのだ。

老けない骨と体をつくるために、今日からみなさんの食卓を、戦前なら当たり前だった穀菜食に戻していただきたい。ここまでお読みになったみなさんであれば、私がわざわざいわなくても率先して実践されることだろう。

最後に、穀菜食を実践するためのポイントをまとめておこう。

〈穀菜食のポイントと利用法〉

▽炭水化物の占める割合を、総摂取カロリーの70％以上にする

▽摂取する炭水化物の半分以上は、精製加工の程度が少なくＧＩの低いものでなければならない

▽精製加工食品のほとんどは、微量栄養素が少なく、食品添加物や有害な脂肪が多いことを認識する

▽全粒穀物や豆類、野菜などの低ＧＩ炭水化物食品を毎日食べる

▽高ＧＩ食品をとる場合は摂取量を減らし、低ＧＩ食品を一緒にとってバランスをとるか、食物繊維の多い食品、酢、柑橘《かんきつ》類などを合わせて高ＧＩ食品の害をやわらげる

▽砂糖の入った飲食物はたいがい低品質の食べ物であり、摂取を最小限にとどめる

▽現代人に決定的に欠けている栄養素は「重要な油」ことオメガ３である。亜麻仁油は極めて優れたオメガ３の摂取源となる。一方、大量生産のパンや菓子類、ジャンクフードの類には、人工的なトランス脂肪などの悪い油が大量に混入している。悪い油を避けて

よい油をとる
▽パンを食べる場合は白パンを避け、全粒粉の豊富な歯ごたえのあるパンを選ぶ
▽麺類は硬めにゆでて食べるようにする
▽豆類をとくにたくさん食べる。豆類は低GI炭水化物食品であると同時に、各種ミネラル・ビタミンが豊富な「栄養の濃い高品質食品」である

玄米＋「マゴワヤサシイ」食材をとる

では、具体的にどんな食べ物をとったらいいのだろうか。私は「マゴワヤサシイ」という語呂合わせで、食材選びのヒントをお伝えしている。

・「マ」……豆類、納豆、豆腐、味噌などの大豆加工品
・「ゴ」……ゴマやナッツなどの種実類
・「ワ」……ワカメや昆布などの海藻類

・「ヤ」……野菜や果物
・「サ」……魚（とくに小型の青背魚類）
・「シ」……シイタケやナメコなどのキノコ類
・「イ」……サツマイモ、サトイモなどのイモ類

一見すると何の変哲もないものばかりと思われがちだが、実はこれらの食材には、老けない骨と体をつくるのに欠かせない栄養や成分が満ち満ちている。

大豆やソラ豆、エンドウ豆、レンズ豆はタンパク質が豊富だし、緑黄色野菜にはカルシウムやマグネシウムが豊富に、そしてバランスよく含まれている。また、豆類全般はファイトエストロゲンを豊富に含んでいる。体内で女性ホルモンのエストロゲンの生成が少ないときに代用として働くから、更年期を迎えて骨粗鬆症の懸念が浮かび上がってくる年齢では、必要不可欠だと思っていただいていいだろう。

魚介類、とくに天然の青い背の小魚には、本書の中で骨を強くするという報告も紹介したオメガ３脂肪酸が多く含まれている。魚油がとれるＥＰＡ、ＤＨＡをサプリメントとし

玄米＋「マゴワヤサシイ」は理想的な「カルマグバランス」

Mg= マグネシウム、Ca= カルシウム（単位／可食部 100g 中の mg）

		Mg	Ca
主な穀類	玄米	49	7
	白米	7	3
	ソバ	27	9
マ	きな粉	240	250
	大豆	110	70
	納豆	100	90
ゴ	カボチャ（種）	530	44
	ゴマ	370	1200
	アーモンド	310	230
ワ	ヒジキ	73	165
	焼き海苔	300	280
	ワカメ	130	130
ヤ	切干大根	43	135
	エダマメ	72	76
	ホウレンソウ	69	49
サ	煮干し	230	2200
	シラス	130	520
	カキ	74	88
	アサリ	100	66
	ハマグリ	81	130
シ	キクラゲ	27	25
	エリンギ	15	1
	エノキ	15	0
	シイタケ	14	3
イ	ヤマイモ	28	16
	サツマイモ	25	40
	ジャガイモ	20	3
	サトイモ	19	10
フルーツ	プルーン	40	39
	アボカド	33	9
	バナナ	32	6
	パパイヤ	26	20

玄米、「マゴワヤサシイ」食材をとれば、カルシウムと同時にマグネシウムなどの栄養もとれる。

てとってもいいだろう。α-リノレン酸もオメガ3の一種であり、これを多く含む亜麻仁油は私の一番のお勧めだ。

玄米に加え、「マゴワヤサシイ」食材が毎日の食卓にのるよう、献立を考えてみてほしい。

今日食べたものが、未来をつくる

今の日本では、スーパーやコンビニに行けば、昼夜を問わずあらゆる食材が手に入る。24時間営業のレストランもたくさんあるし、食事を安く手軽にすまそうと思えば、ファストフードや弁当屋もある。菓子や飲み物などの嗜好品も選び放題だ。

一見恵まれた時代のように見えるかもしれないが、その陰で、メタボや、ガン、うつ、認知症といった病気になる人、年老いて寝たきりになる人が増えている。こうした現状を考えると、今ほど食べ物に恵まれていなかった戦前の日本の食生活のほうが、むしろ豊かだったと思えてしまうのは私だけだろうか。

「WE ARE WHAT WE EAT」(私たちは食べた物からできている)というアメリカのこ

老けない骨にとくに重要な栄養素

栄養素	働き
カルシウム	骨の主原料。骨の「セメント」の役割を果たす。細胞内に入ることで、酵素反応をONにする
マグネシウム	骨の弾力性を維持する。カルシウムを吸収する際にも必要。 カルシウムを細胞外に出すことで酵素反応を適切にOFFにするため、カルシウムとの摂取比率は１：１がベスト
リン	カルシウムとともに、骨を丈夫にする原料となる。多すぎると骨を弱くするため、カルシウムとの比率は１：１がベスト
シリカ	カルシウムを骨に定着させる。コラーゲンを強化する
ムコ多糖類（ヒアルロン酸、コンドロイチン）	コラーゲンなどのミネラルの「接着剤」の役割を果たす。軟骨の成分になる
ビタミンＢ群	コラーゲンの「善玉架橋」をサポートする。糖化を最小限にとどめる
ビタミンD	カルシウムの吸収を助ける
ビタミンK	骨を丈夫にする
タンパク質	コラーゲンの原料になる
コラーゲン	骨の「骨組み」をつくる。骨の質を高める
ビタミンC	コラーゲンの合成に必要
イソフラボン	女性ホルモンの働きを高め、骨からカルシウムが溶け出るのを防ぐ
オメガ３（ＤＨＡ、ＥＰＡ、α-リノレン酸）	骨密度を高める。破骨細胞と骨芽細胞の働きをスムーズにする

とわざがある。日々の食事の積み重ねが、体をつくり、未来をつくる。つまり、病気や老化は、自分が何をどのように食べてきたかという結果のあらわれなのだ。

いたって当たり前のことなのだが、現代社会に生きる私たちは、そんな当たり前のことを忘れがちである。このことわざを見て、「確かにその通りだなあ……」と改めて感じた方も少なくないことだろう。

骨によい食事は、全身の健康にもよい。その逆もまたしかりである。

本書をお読みになったみなさんであれば、「カルシウムをとって骨を丈夫に」といった類のキャッチコピーが、いかに陳腐でナンセンスなものであるか、いかに危険極まりない間違った栄養学であるか、いやというほどおわかりいただけたことだろう。本書をお読みになる前は、玄米や豆、野菜の豊富な食事が骨にもいいなんて、全く想像すらしていなかったかもしれない。

「何でも食べられる」時代だからこそ、「何をどう食べるか」を選び取る確かな目が、私たち一人ひとりに求められているのである。

第４章のまとめ

●老けない骨と体をつくる食生活のキーワードは「穀菜食」。体に必要な栄養がとれるだけでなく、思考がクリアになったり、睡眠の質が上がったり、メンタルが安定するといったメリットもある。

●炭水化物はエネルギー源としてだけでなく、「複合糖」として神経系や内分泌系、免疫系を強化する働きをしている。

●炭水化物をとらない「糖質制限」は間違い。炭水化物を減らすよりも、「質」を考えてとるべき。

●「穀菜食」は、未精製の複合炭水化物を含む食品がポイントであり、穀物や豆類、野菜などを中心にとる。ＧＩの高い食品や精製加工食品は避ける。

●玄米と「マゴワヤサシイ」食材で毎日の食事を組み立てる。これらの食材は、カルシウムだけでなく、マグネシウムなどのミネラルや、各種ビタミン、タンパク質などの骨と体に必要な栄養もまんべんなく含んでいる。

青春新書
INTELLIGENCE

こころ涌き立つ「知」の冒険

いまを生きる

“青春新書”は昭和三一年に――若い日に常にあなたの心の友として、その糧となり実になる多様な知恵が、生きる指標として勇気と力になり、すぐに役立つ――をモットーに創刊された。

そして昭和三八年、新しい時代の気運の中で、新書“プレイブックス”にその役目のバトンを渡した。「人生を自由自在に活動《プレイ》する」のキャッチコピーのもと――すべてのうっ積を吹きとばし、自由闊達な活動力を培養し、勇気と自信を生み出す最も楽しいシリーズ――となった。

いまや、私たちはバブル経済崩壊後の混沌とした価値観のただ中にいる。その価値観は常に未曾有の変貌を見せ、社会は少子高齢化し、地球規模の環境問題等は解決の兆しを見せない。私たちはあらゆる不安と懐疑に対峙している。

本シリーズ“青春新書インテリジェンス”はまさに、この時代の欲求によってプレイブックスから分化・刊行された。それは即ち、「心の中に自らの青春の輝きを失わない旺盛な知力、活力への欲求」に他ならない。応えるべきキャッチコピーは「こころ涌き立つ“知”の冒険」である。

予測のつかない時代にあって、一人ひとりの足元を照らし出すシリーズでありたいと願う。青春出版社は本年創業五〇周年を迎えた。これはひとえに長年に亘る多くの読者の熱いご支持の賜物である。社員一同深く感謝し、より一層世の中に希望と勇気の明るい光を放つ書籍を出版すべく、鋭意志すものである。

平成一七年　　　刊行者　小澤源太郎

著者紹介
山田豊文〈やまだ とよふみ〉
杏林予防医学研究所所長。米国公益法人ライフサイエンスアカデミー理事長。
細胞の機能を細胞自身が求める極限にまで高める栄養素を提供することにより、人は誰でも最高に健康に生きることができる。それこそが予防医学・治療医学のベースになるという独自の理論「細胞環境デザイン学」を確立。また、医師や歯科医師を中心とした日本ミネラルファスティング協会を主宰し、自身の理論を啓蒙すると共に、幼児教育、医療、美容、スポーツなど、さまざまな分野でもこの理論を展開し、各界の著名人から支持を得ている。
主な著書に『食べない人は病気にならない』(幻冬舎)、『細胞から元気になる食事』(新潮社)などがある。

「老《ふ》けない体《からだ》」は骨《ほね》で決《き》まる　青春新書 INTELLIGENCE

2012年12月15日　第1刷

著　者　山《やま》田《だ》豊《とよ》文《ふみ》

発行者　小澤源太郎

責任編集　株式会社プライム涌光
電話　編集部　03(3203)2850

発行所　東京都新宿区若松町12番1号 〒162-0056　株式会社青春出版社
電話　営業部　03(3207)1916　振替番号　00190-7-98602

印刷・中央精版印刷　製本・ナショナル製本

ISBN978-4-413-04382-3